Kama-sutra 52

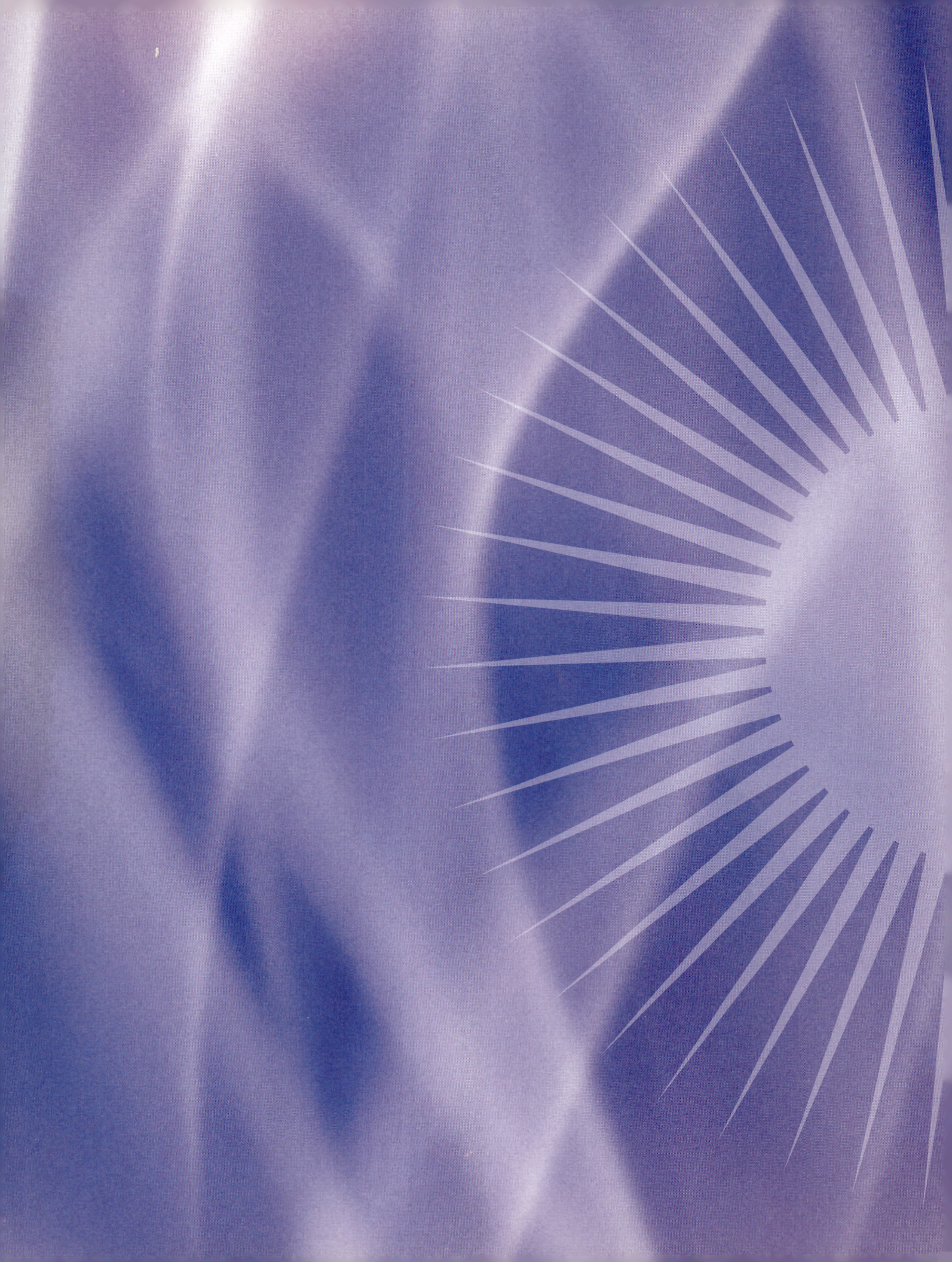

Kama-sutra 52

DIE BESTEN STELLUNGEN FÜR EIN JAHR VOLLER LUST UND LEIDENSCHAFT

Lisa Schrader

tosa

Erstveröffentlichung unter dem Titel:
„Kama sutra 52 – a year's worth of the best positions
for passion and pleasure“ im Verlag Quiver

Umschlaggestaltung und Innenlayout:
Carol Holtz, Holtz Design
Übersetzung:
Andreas Ehrlich

Genehmigte Lizenzausgabe
tosa GmbH
Fränkisch-Crumbach 2011
www.tosa-verlag.de

ISBN 978-3-86313-701-4

Gewidmet der heiligen Hochzeit von
Shiva und Shakti in jedem von uns –
und unserem Planeten als Ganzes.

Inhalt

Flamme

Feuer

Lohe

„Fernab von Begriffen
wie ‚richtig' oder ‚falsch'
liegt eine andere Welt
– ich treffe euch dort."

—*Rumi*

Das brennende „Ja“

EINE EINLADENDE EINLEITUNG

Das Kamasutra, das antike Buch der Liebe aus Indien, lädt Sie ein, Ihre Sinne zu schärfen. Nehmen Sie das Muster wahr, welches das Mondlicht auf den Körper Ihres Partners zaubert. Hören Sie auf den von Leidenschaft beschleunigten Atem. Inhalieren Sie den Duft der Begierde. Kosten Sie den Nektar. Spüren Sie das vollständige Verschmelzen Ihrer Körper.

Lust kann Sie erwecken und nach Hause bringen. Sie kann Sie von Wahnsinn erlösen und Sie der Weisheit Ihres Körpers wieder näher bringen. Sich Ihrer Sinne bewusst, kommen Sie im Hier und Jetzt an, das vielfältige Wunder für Sie bereithält. Wenden Sie sich Ihrem Partner zu und erfahren Sie – in einem heiligen Moment – wahre Vereinigung. Zwei Seelen, die sich gegenseitig widerspiegeln. Die unsterbliche Essenz Ihres Geliebten blickt Sie aus seinem Gesicht an und auch Ihre Essenz scheint aus Ihren Augen. Ein Schauer der Erkenntnis geht durch Ihre Wirbelsäule und Sie lächeln. Angekommen in der Glückseligkeit, wird plötzlich alles weit – eine Quantenverschiebung. Der Boden verschwindet und Sie finden sich in ekstatischer Wonne wieder. Unendlich einfach und klar: das Summen und der Schauer des Allumfassenden.

Ist es Gott?

Ist es Liebe?

Ist es der Orgasmus?

Ja. Ja. Ja.

Möglicherweise ist es einfach nur das heilige „Ja“ des Lebens.

Was auch immer.

Ich weiß jedoch, dass es die Kraft ist, welche die Welt verändert – immer schon. Diese Kraft lebt in Ihnen. Und die Lust kann Sie zu ihr führen. Willkommen daheim.

Gesegnet sei Ihre Liebe

Lisa

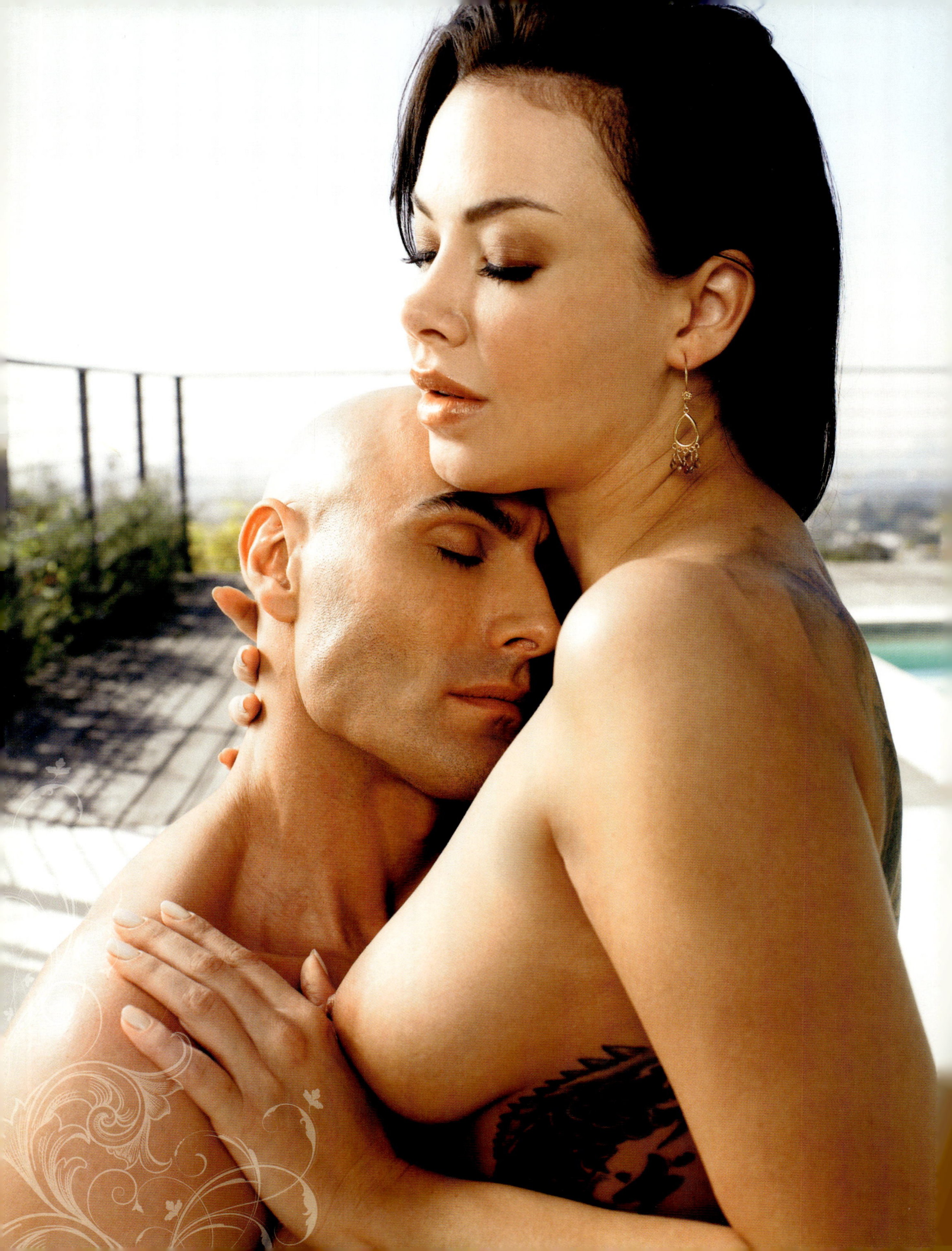

TEIL I: Erhellung durch das Buch der Liebe

EINE EINFÜHRUNG IN DAS KAMASUTRA

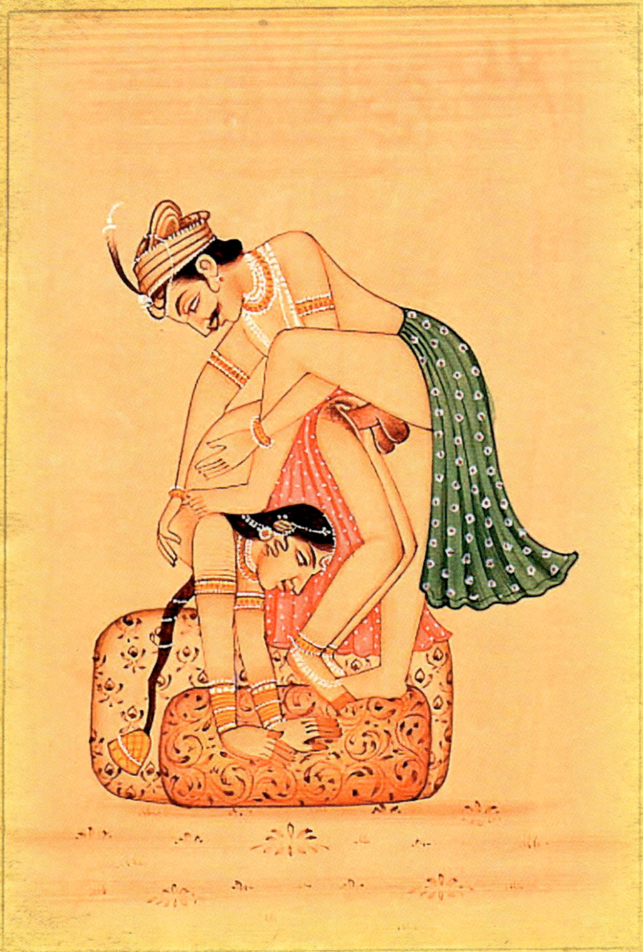

DAS KAMASUTRA ERINNERT UNS an eine Zeit, als die körperliche Liebe ein integraler Bestandteil des Lebens war. Sie wurde als Kunst und als Wissenschaft studiert. Die Erforschung von „Kama" – Lust – war einer der Grundpfeiler eines erfüllten Lebens auf dem Weg zu spiritueller Erkenntnis – ganz im Gegensatz zu unserer westlichen Tradition. Vielleicht beflügelt das Buch der Liebe gerade deshalb unsere Fantasie auch heute noch.

Man könnte das Kamasutra als Gegenmittel zu unserem hektischen Leben betrachten. Wir haben uns so sehr an das rasante Tempo unserer Zeit gewöhnt, dass wir schon froh sind, wenn wir am Ende eines anstrengenden Tages noch ein wenig Sex zwischen all die anderen Termine und Verpflichtungen quetschen können. Wir geben Unmengen von Geld für Freizeit und Unterhaltung aus, während uns das Kamasutra in eine Epoche zurückversetzt, in der ein stundenlanges Liebesspiel die hauptsächliche Form der Entspannung war – die nicht nur nichts kostete, sondern auch gut für Körper, Seele und Geist war. So sehr wir uns mittlerweile von unserem Erbe aus Schuld und Scham gelöst haben, gibt es doch immer noch Vorbehalte gegenüber dem sinnlichen Vergnügen. Denn die meisten von uns verstehen ihre Sexualität nach wie vor nicht als wichtigen Teil ihrer spirituellen Entwicklung, als einen direkten Weg zu Gott.

DAS VERLANGEN NACH MEHR

Sie haben sich dieses Buch vermutlich gekauft, weil Sie mehr über Ihre Sexualität erfahren möchten. Vielleicht sind Sie aber auch ganz zufrieden mit Ihrem Sexualleben und möchten sich nur einige Anregungen holen. Ist das der Fall, finden Sie auf den folgenden Seiten 52 kreative Ideen, wie Sie sich mit Ihrem Partner vereinigen können – zusammen mit einer detaillierten Anleitung und entsprechenden Fotos. Das bedeutet ein ganzes Jahr voller Spannung, Spaß und neuer erotischer Ideen. Es ist für jeden etwas dabei und Sie brauchen sich keinerlei Gedanken über das ursprüngliche Kamasutra zu machen, um alles zu genießen.

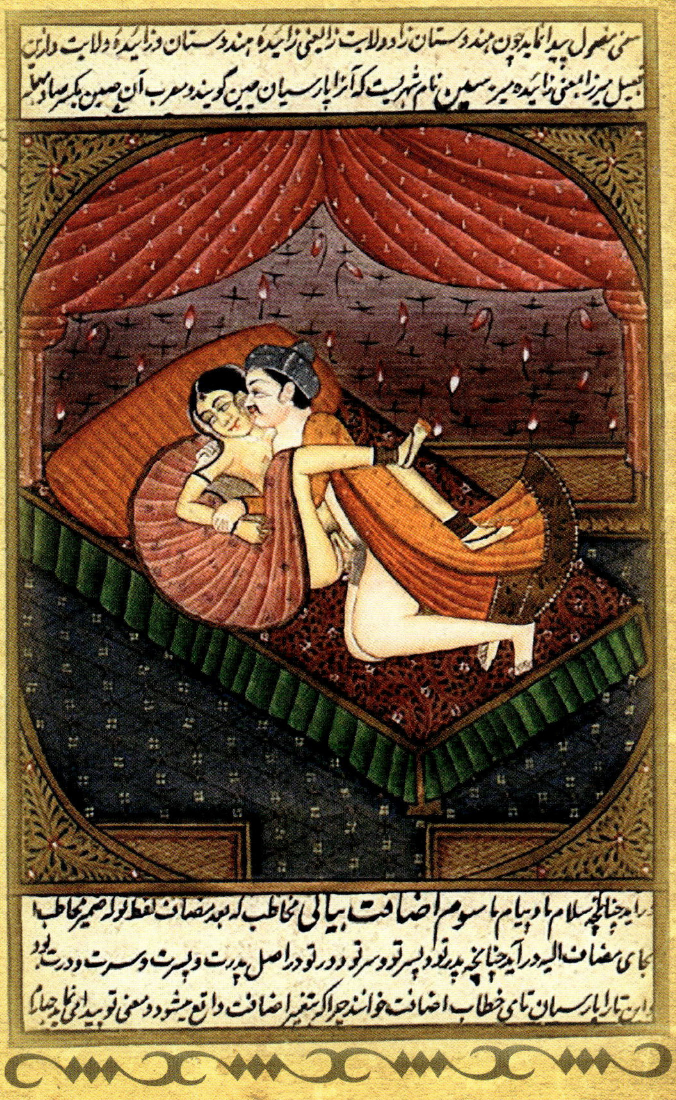

Oder aber Sie möchten *mehr*. Möglicherweise flüstert (oder ruft) Ihnen Ihre innere Stimme zu, dass das nicht alles gewesen sein kann. Dass Sie bisher nur die Spitze des Eisbergs entdeckt haben und dass darunter eine verborgene Welt voller Lust und Wandlung wartet. Sie möchten nicht nur die Tiefen (und Höhen) Ihrer eigenen Sexualität erfahren, sondern dieses Geschenk auch Ihrem Partner zuteil werden lassen. Tun Sie es!

Aber um diese neue Ebene der Intimität, Magie und Leidenschaft zu erreichen, benötigen Sie noch einige andere Zutaten – mit denen Sie die einleitenden Kapitel sowie die weiterführenden Texte im Rest des Buches versorgen.

DIE LEHREN DES KAMASUTRA

Die folgenden Grundsätze entstammen dem Kamasutra, der antiken östlichen Philosophie des Tantra sowie einigen heiligen Bräuchen, von denen ich glaube, dass sie Ihr sexuelles Erwachen und Ihre Lust positiv beeinflussen werden.

SEX IST HEILIG

Der bekannte Autor Deepak Chopra sagt: „Die Wahrheit über Sex – und Liebe im Allgemeinen – ist, dass sie die mächtigste spirituelle Erfahrung ist, welche die meisten von uns in ihrem Leben machen." Tatsächlich ist „Oh mein Gott" der häufigste Ausruf beim Erreichen des Orgasmus. In diesem Moment (oder hoffentlich etwas länger) weicht das Selbst – die eigene Identität – einem Gefühl von Nichtstofflichkeit, das viele als eine Rückkehr zu Gott empfinden. Sie fühlen sich eins mit sich und ihrem Partner.

Wir alle leiden unter der Trennung von Sex und Geist, die unsere heutige Gesellschaft prägt. Und ich glaube, es ist unsere Aufgabe, diese Trennung zu überwinden und das Heilige wieder in unser Liebesspiel zu integrieren. Denn nur so erhalten wir Zugang zum vollen Spektrum unserer Erotik.

Aber wie können Sie das erreichen? Beginnen Sie damit, dass Sie eine höhere Macht (was immer das für Sie sein mag) anrufen und sie um ihren Segen für Ihre Vereinigung bitten. Dann entspannen Sie sich, öffnen sich und erlauben sich, ihn zu empfangen. Bitten Sie die höhere Macht darum, Ihre Sexualität und Ihre orgasmische Lebenskraft als Weg zu nutzen, mehr Liebe und positive Energie in die physische Welt zu bringen. Sie können das leise für sich tun oder gemeinsam mit Ihrem Partner ein entsprechendes Ritual ausführen: Errichten Sie einen Altar, meditieren Sie gemeinsam einige Minuten und sprechen Sie Ihre Vorsätze und Ihre Hingabe laut aus. Im mächtigen Augenblick des Orgasmus können Sie die Kraft der sexuellen Magie anzapfen und durch die Freisetzung des Wunsches Ihre Manifestationfähigkeiten über alle Grenzen hinaus aufladen.

Die Essenz dessen, was wir sind, *ist* heilig – ob wir uns daran erinnern oder nicht. Ich möchte Sie einladen, diese Essenz sichtbar werden zu lassen beziehungsweise sie in Ihrem Partner zu erkennen, während Sie sich lieben. Machen Sie Ihre Sexualität zu einem Fest, zum Inbegriff für etwas Heiliges.

ÖFFNEN SIE IHR HERZ

Wenn wir uns öffnen und riskieren, unsere verletzliche Gefühlswelt mit unserem Partner zu teilen, gewähren und erhalten wir Einblicke, die unsere Intimität auf eine völlig neue Ebene bringen. Um das zu versuchen, konzentrieren Sie sich. Atmen Sie tief in Ihr Herz, werden Sie sich Ihrer Fähigkeit, Liebe zu geben und zu empfangen, bewusst und sagen Sie Ihrem Partner, was in Ihrem Herzen vor sich geht. „Bedingungslos lieben" heißt zu lieben, egal wie die äußeren Umstände sind. Und das fängt damit an, dass Sie *sich selbst* lieben – was auch Ihren Körper *beinhaltet*. Denn unabhängig davon, wie Sie über ihn denken, werden Sie sich nicht sehr lange an ihm erfreuen können – unser irdisches Leben ist gerade mal ein Wimpernschlag der Ewigkeit. Es ist daher meine Hoffnung, dass Sie sich neu in Ihren Körper verlieben und ihn mit all seinen Vor- und Nachteilen akzeptieren. Vergleichen Sie sich nicht mit den Fotomodellen auf den folgenden Seiten, sondern lieben Sie das, was Sie haben, und die, die Sie umgeben.

Im Grunde genommen gibt es nur Liebe und Angst. Wir benutzen viele verschiedene Worte, um unsere Gefühle zu beschreiben und zu analysieren. Aber letztlich geht es immer um Liebe oder um Angst. Und die Liebe kann die Angst umarmen, sie einfach nur aufgrund ihrer Existenz lieben. Lassen Sie sich also auf Ihrer sexuellen Entdeckungsreise von Ihrem Herzen leiten.

LUST IST ENERGIE

Sexuelle Lust ist nicht nur ein Geburtsrecht, sondern auch eine Wohltat. Denn von einem erfüllten, aktiven Sexualleben profitiert auch Ihre Gesundheit. Ihr Körper wurde als Experte für Ekstase und Sinnlichkeit geboren. Aber im Laufe der Zeit haben uns unsere Kultur, unsere Religion und wohlmeinende, aber missgeleitete Erwachsene von dieser angeborenen inneren Weisheit entfremdet. Andere, angstbesetzte Ideen wie Scham, Schuld und Geschlechtertrennung

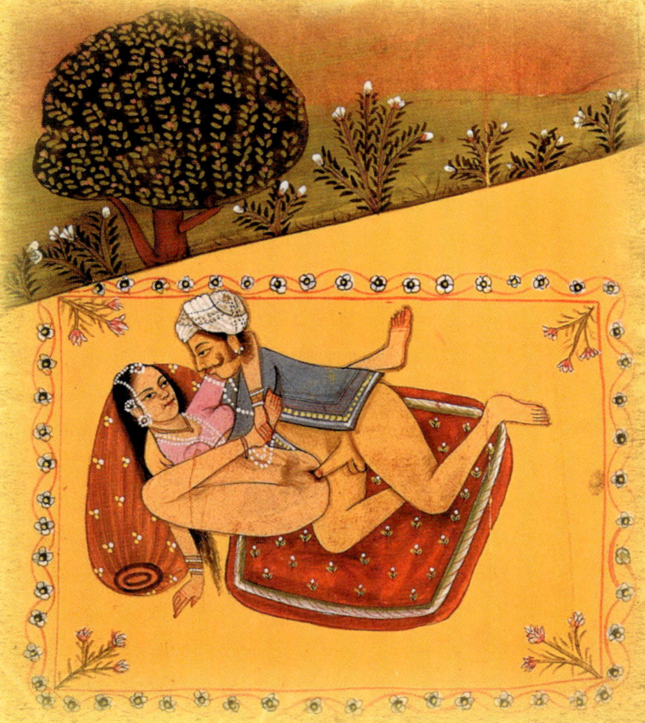

haben unsere heilige Beziehung zu den Freuden unseres Körpers zerstört. Doch die gute Nachricht ist: Wir können sie wiederherstellen.

Keine Frage, sexuelles Vergnügen *kann* uns vom rechten Weg abkommen lassen, zur Sucht werden und niedere Triebe verstärken. Sexuelle Lust ist Energie. Und wie jede andere Art von Energie ist sie nicht von Haus aus gut oder schlecht. Elektrizität zum Beispiel bringt Licht in die Dunkelheit, kann aber auch töten. Es gibt einen guten Grund dafür, warum die menschliche Sexualität im Laufe der Geschichte so vehement tabuisiert wurde: Sie ist eine der machtvollsten Energien, zu der wir Zugang haben.

Aus Angst vor der Kraft unserer sexuellen Lust neigen wir dazu, sie entweder zu unterdrücken oder ihr allzu freien Lauf zu lassen. Beides sind Extreme die das gleiche Ziel verfolgen: die Kontrolle über unsere Lust zu erlangen.

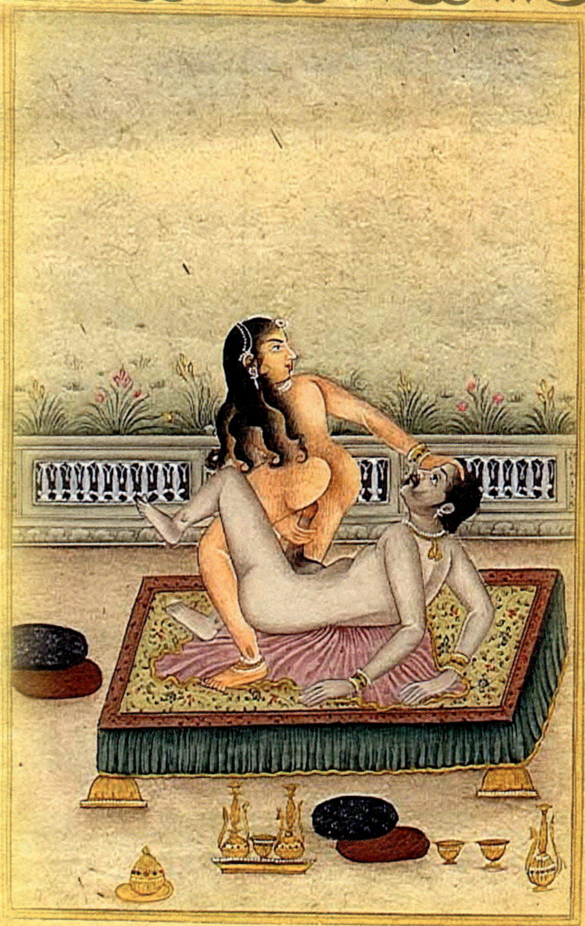

Eine Alternative ist die goldene Mitte, bei der wir uns der Lust hingeben, diese aber bewusst und voller Dankbarkeit genießen, ohne von ihr abhängig zu werden oder sie kontrollieren zu wollen. Zweifellos eine Gratwanderung – aber eine, die wir in allen Bereichen des Lebens bewältigen müssen, nicht nur in Sachen Sexualität.

EHREN SIE DAS WEIBLICHE

Eine andere Kernaussage, die man im Kamasutra und anderen Philosophien findet, ist die Betonung der Ebenbürtigkeit von weiblicher und männlicher Energie. In jedem von uns vereinigen sich sowohl Yin- als auch Yang-Qualitäten. Waren die letzten Jahrhunderte eher vom Männlichen dominiert, erwacht nun das Weibliche („Shakti") aus seinem Schlaf, um seinen rechtmäßigen Platz an der Seite des Männlichen wieder einzunehmen. Sowohl Männer als auch Frauen haben unter seiner Abwesenheit gelitten. Dabei geht es jedoch nicht nur um die Würdigung der Frauen durch die Männer, sondern auch darum, dass die Frauen ihre Weiblichkeit annehmen. In unserem Streben nach mehr Macht und Gleichheit haben viele Frauen den Kontakt zu ihrer inneren Göttin und der Kraft ihrer ursprünglichen sinnlich-intuitiven Zyklen verloren.

Berücksichtigt man, dass Vatsyayana das Kamasutra vor über 2000 Jahren aus einem sehr „penisfixierten" Blickwinkel heraus verfasst hat, ist es bemerkenswert, wie viel Gewicht er dem weiblichen Reaktionszyklus beigemessen hat. Wenn Sie das Kamasutra für einen martialischen Leitfaden für ein überwiegend männliches Publikum halten, ergibt das auch Sinn: Wenn es sich gut für die Frau anfühlt, wird sie ein williger Partner sein und der Mann bekommt mehr Sex. Obwohl sich der Originaltext stark auf Anleitungen zum Geschlechtsverkehr konzentriert, thematisiert er auch die uralte Herausforderung der unterschiedlichen Erregungskurven von Mann (schnell zum Abschluss) und Frau (langsam ansteigend). Mithilfe tantrischer Praktiken können Männer lernen, einen „trockenen" Orgasmus zu haben. Sie regen beide Partner dazu an, das Tempo zu drosseln, um so einen erweiterten Zustand orgasmischer Freuden zu erreichen, anstatt ein Wettrennen zu veranstalten. Was aber nicht heißen soll, dass ein Quickie nicht auch eine tantrische Erfahrung sein kann ...

Die alten Schriften sagen übereinstimmend, dass der sexuelle Appetit und die sexuelle Leistungsfähigkeit einer Frau die des Mannes übertrifft. Es gibt einen Grund, warum Männer so unbedingt in die Frau eindringen wollen: Sie wissen, dass in ihr eine Pforte zum Himmel verborgen ist. Und die Frauen brauchen das starke, klare, bewusste Männliche, um erblühen zu können. Es braucht Zeit, Vertrauen und Offenheit – aber die Orte, die Sie zusammen erreichen werden, wenn Sie Shakti erwecken und ehren, werden Sie mehr verändern, als Sie es jemals für möglich gehalten haben.

DIE GNADE DER EKSTASE

Das Lesen über Ekstase kann Sie diese genauso wenig erleben lassen, wie das Lesen über Wasser Ihren Durst löschen kann. Um eine Vorstellung von Wasser zu bekommen, müssen Sie es trinken und darin schwimmen. Sie können die verschiedenen Stellungen in diesem Buch betrachten, weil es Spaß macht und Sie inspiriert. Aber letztlich müssen Sie mit Ihrem Partner aktiv werden – hören Sie auf, Ihren Wünschen nachzuhängen oder sie zu bekämpfen, und spüren Sie das Schlagen Ihres Herzens und das Ein und Aus Ihres Atems. Lassen Sie Ihren Geist an Ihrem Liebesspiel teilhaben und widmen Sie Ihre Vereinigung Ihrer eigenen und der Verbesserung der Welt. Das garantiert zwar noch keine Ekstase, aber es bereitet den Weg dorthin. Ekstase ist eine Art von Gnade, die uns meist dann zuteil wird, wenn wir aufhören zu tun und einfach nur zulassen.

RESPEKTIEREN SIE DAS FEUER

Machen Sie sich bewusst, dass Ihre sexuelle Energie nicht nur unterhalb der Gürtellinie fließt. Sie ist Ihre Lebenskraft und durchflutet den gesamten Körper. Sie können Sie als „Raketentreibstoff" nutzen, um jeden Aspekt Ihres Lebens zu beschleunigen. Fühlen Sie, wo Sie gehen und stehen, Wellen orgasmischer Energie, Liebe und Dankbarkeit durch sich hindurchströmen und machen Sie es zu Ihrer Art, zu leben (der Vor-, aber auch Nachteil ist, dass Sie damit auf andere höchst anziehend wirken). Sie können diese Energie aber auch benutzen, um einen wahrhaft tantrischen Weg zu beschreiten, quasi die Autobahn zur Erleuchtung. Wesentlich ist, dass Ihre sexuelle Energie sehr machtvoll ist, nur Ihnen gehört und Sie allein entscheiden, wie Sie sie einsetzen. Seien Sie dabei so vor- und umsichtig wie möglich. Welchen Bereich in Ihrem Leben möchten Sie derzeit voranbringen? Was wäre das Beste für Sie, Ihre Beziehung und Ihre Familie?

Zelebrieren Sie Ihre Lust – auf dass sie Ihr Herz öffnet und Ihre Träume wahr macht.

DAS LEHRBUCH DER LUST – KAMASUTRA FRÜHER UND HEUTE

Es ist über 2000 Jahre her, dass Vatsyayana, ein Mönch und Gelehrter, aus alten Schriften, religiösen Lehren und mündlichen Überlieferungen das ursprüngliche Kamasutra schuf. Er hat diese Texte jedoch nicht nur zusammengetragen, sondern auch seine eigenen schillernden Kommentare, seine bisweilen sehr eigenwillige Meinung und seinen besonderen Humor mit einfließen lassen. Dass sein Werk auch heute noch eines der am meisten gelesenen Bücher über Liebe und Sex ist, liegt wohl daran, dass er nicht die Moralvorstellungen eines vertrockneten, enthaltsam lebenden Mönchs vertritt, sondern bereitwillig zugibt, dass er seinen „Wegen des Vergnügens" selbst gefolgt ist. Das heißt, er weiß, wovon er redet.

DAS STREBEN NACH LUST ALS LOHNENSWERTE AUFGABE

Ich habe bereits erwähnt, dass „Kama" mit „Lust" übersetzt werden kann, während „Sutra" eine kurze Lektion ist. Das Kamasutra war also ein Lehrbuch der Lust, oftmals auch als „Lehrsätze der Liebe" bezeichnet. Vatsyayana beschäftigt sich ausführlich mit der menschlichen Sexualität, da sie eines der großen Vergnügen des Lebens ist. Der bekannteste Abschnitt jedoch, in dem es um die verschiedenen Stellungen geht, nimmt dabei nur einen vergleichsweise kleinen Teil ein und ist auch nicht besonders anschaulich geschrieben.

Warum also fasziniert und inspiriert es uns fast 2000 Jahre später immer noch? Vielleicht ist es die Erkenntnis, dass das Erleben von Lust mit allen Sinnen für unsere Ganzheit eine besondere Rolle spielt. Und genau diese sinnliche Lust hilft das Kamasutra ohne Scham und Schuldgefühle zu erforschen und zu zelebrieren – in Übereinstimmung mit den anderen Prinzipien von Erfolg und Tugend als ein Weg zu spiritueller Befreiung.

Obwohl das Kamasutra die körperliche Liebe verehrt, ist es kein hedonistisches Manifest. Vatsyayana warnt, dass „dieses Werk nicht dazu gedacht ist, unsere fleischlichen Begierden zu stillen". Vielmehr geht es um die richtige Balance: „Eine intelligente und vorsichtige Person, die sich der Lust hingibt, ohne dabei Sklave ihrer Leidenschaften zu werden, wird Erfolg haben bei allem, was sie unternimmt."

MÄNNER UND FRAUEN HABEN DAS GLEICHE RECHT AUF ERFÜLLUNG

Ein anderer bemerkenswerter Aspekt ist, dass das Kamasutra – obwohl es in einer Zeit geschrieben wurde, in der Frauen nicht studieren durften – die Frauen ermutigt, so viel wie möglich über die beschriebenen Praktiken zu lernen, da „bereits das bloße Wissen darum einer Frau Attraktivität verleiht". Gleichzeitig schreibt Vatsyayana, dass ein Mann mit entsprechender Erfahrung „sehr schnell das Herz der Frauen erobern wird". Auf diese Weise sorgt er für Ausgewogenheit zwischen den Geschlechtern und gibt den Frauen darüber hinaus detaillierte Hinweise, welche Stellungen sich dazu eignen, „den Part des Mannes zu übernehmen" – um für Abwechslung zu sorgen sowie als eine Möglichkeit, sich seine Kraft und Leidenschaft während des Liebesaktes zu erschließen. Vatsyayana betont stets, dass beide Geschlechter das gleiche Recht auf sexuelle Erfüllung und Vergnügen haben.

DAS KAMASUTRA IST EIN PRODUKT SEINER ZEIT

Dennoch ist der Originaltext ein Produkt seiner Zeit, in dem auch Ideen und Praktiken enthalten sind, die heute nicht mehr relevant oder akzeptabel sind. So ist es beispielsweise gerechtfertigt, einen Mann umzubringen, um ihm die Frau auszuspannen – jedoch nur wenn man ohne die Geliebte selbst zugrunde gehen würde. Und natürlich ist da das lästige Polygamie- beziehungsweise Harem-Problem: Ist der Herrscher „indisponiert", müssen die Frauen auf Selbstbefriedigung „mithilfe entsprechend geformter Wurzeln und Früchte" zurückgreifen oder andere Männer in ihre Räumlichkeiten schmuggeln.

Größtenteils aber enthält das Buch der Lust ganz praktische Ratschläge für eine harmonische Beziehung beziehungsweise Ehe. Auch eine sehr

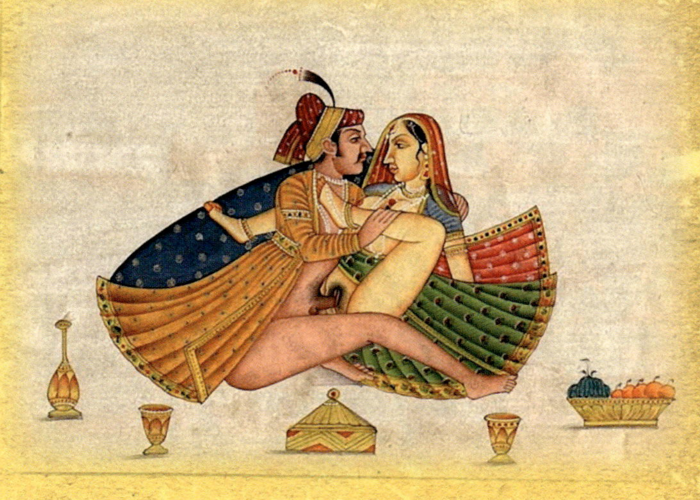

ausführliche Anleitung in Bezug auf das Werben und Verführen ist enthalten – einschließlich Tipps dazu, wie man erkennt, was die Frau denkt, wann sie sich wünscht, geküsst zu werden, und wie man das Risiko vermeidet, zu schnell vorzugehen. Zudem erfährt man, wie Klapse und Bisse die Lust „im Kampf der Liebenden" steigern können.

DIE VEREHRUNG DER NATUR

Da Vatsyayana zu einer Zeit lebte, als die Menschen noch mehr im Einklang mit der Natur waren, sind viele der Stellungen nach Tieren, Landschaften und den Urkräften benannt. Vielleicht regt Sie das ja an, Ihre eigenen natürlichen Rhythmen und das Animalische in Ihnen in Ihr Liebespiel zu integrieren. Bei den folgenden Stellungen handelt es sich sowohl um klassische „Kamasutra-Stellungen" als auch um solche, die auf den Lehren des Yoga und Tantra basieren. Dabei habe ich vor allem diejenigen ausgewählt, die Ihre Bedürfnisse am besten befriedigen – egal ob Sie auf der Suche nach neuen Ideen sind, um Ihr Sexualleben etwas anzuheizen, oder sich nach tiefer Erfüllung durch wahre Vereinigung sehnen.

PRAKTISCHE TIPPS FÜR DEN EINSTIG

Dieses Buch ist in vier Abschnitte unterteilt: Funke, Flamme, Feuer und Lohe – wobei auch der Schwierigkeitsgrad der Stellungen jeweils zunimmt. Einige können auf den ersten Blick sogar einschüchternd wirken. Doch bedenken Sie, dass die Leser des ursprünglichen Kamasutra erfahrene Yogis waren, für die Yoga und andere spirituelle Praktiken einen Teil ihres täglichen Lebens darstellten.

HÖREN SIE AUF IHREN KÖRPER

Einige der Stellungen, insbesondere in den Abschnitten „Feuer“ und „Lohe“, erfordern ein hohes Maß an Gelenkigkeit, Stärke und Konzentration. Steigern Sie sich daher langsam und gehen Sie die herausfordernden Stellungen erst dann an, wenn Sie wirklich bereit dazu sind. Denken Sie daran: Sie können in jeder Stellung einen überwältigenden Orgasmus erleben. Sie ist nur die äußere Form. Entscheidend für eine erfüllende Vereinigung ist jedoch das, was im *Inneren* passiert – Ihre Absicht, Ihr Herz und Ihre Energie. Hören Sie also auf Ihren Körper und sprechen Sie offen mit Ihrem Partner über Ihre Wünsche und Möglichkeiten. Und vor allem: Hören Sie auf, wenn es wehtut. Wir sprechen schließlich über das Buch der Lust ...

Ich hoffe, die Stellungen in diesem Buch regen Sie zum Experimentieren an. Wandeln Sie sie nach Ihren Wünschen ab oder erfinden Sie einfach neue. Obwohl ich ein begeisterter Yoga-Anhänger bin, gibt es einige, die mir weniger liegen, meiner Anatomie nicht entsprechen oder schlicht über mein derzeitiges Können hinausgehen. Vermutlich wird es Ihnen und Ihrem Partner ebenso gehen. Zu den persönlichen Vorlieben kommt hinzu, dass jeder Körper anders ist und manche Stellungen für Sie einfach nicht „funktionieren“. Das heißt nicht, dass Sie etwas falsch machen, sondern nur, dass es nicht die für Sie passende Stellung ist beziehungsweise sie einer kleinen Änderung bedarf. Nehmen Sie es locker. Wenn Sie einmal darüber nachdenken, können zwei Menschen, die miteinander Sex haben, ziemlich albern aussehen – insbesondere wenn sie dabei krampfhaft versuchen, bestimmte Verrenkungen hinzubekommen! Also nehmen Sie Ihren Humor ruhig mit ins Schlafzimmer.

GEBEN SIE DEM „DA UNTEN“ NEUE NAMEN

Kommunikation ist eines der Erfolgsgeheimnisse guter Liebhaber. Viele von uns finden es nicht nur peinlich, über Sex zu sprechen, sondern haben auch Schwierigkeiten damit, beim Sex verbal ungehemmt „loszulegen“ und laut zu werden. Unsere Fähigkeit, etwas zu benennen und darüber zu reden, ist der Anfang unserer Stärke. Finden Sie also Ihre Stimme wieder und fangen Sie an, offen mit Ihrem Partner zu reden. Lassen Sie sich dabei nicht von Ihrem „inneren Quälgeist“ durch falsche Appelle an Ihr

Schamgefühl verunsichern. Sie erkennen ihn an seinem barschen und mäkeligen Ton. Ihr höheres Selbst würde niemals so mit Ihnen sprechen. Seine wahre Stimme würde Sie als das großartige Kind Gottes preisen, das Sie sind – und jeden Teil Ihres prächtigen, Körpers lieben.

Unser begrenztes Vokabular kann die Dinge zusätzlich verkomplizieren. Wir haben lediglich die Wahl zwischen oftmals sehr derben umgangssprachlichen Bezeichnungen und medizinischen Ausdrücken. Doch selbst die Begriffe *Penis* und *Vagina* machen die meisten von uns bereits verlegen. Sie beschwören Bilder von weißen Kitteln und humorlosen Professoren in uns herauf. Daher ist es vermutlich besser, neue einzuführen.

Das Kamasutra sieht die Geschlechtsorgane nicht einfach als „Lustspender“, sondern als etwas Heiliges – was für ein Unterschied zu unserer westlichen Welt, in der sie als „schmutzig“, „schlecht“ und „irgendwie gefährlich“ gelten! Doch wie könnten unsere Genitalien etwas anderes als heilig sein? Sie sind der Ursprung des Lebens. Der überwältigende Lichtblitz, das Einssein im Orgasmus, das auf wundersame Weise den Schleier zwischen der physischen und nichtphysischen Ebene lüftet und so ein neues Leben entstehen lässt. Dieses Leben wächst und gedeiht im Mutterleib, in seinem eigenen Kosmos treibend, bis es schließlich durch den magischen Tunnel das Licht der Welt erblickt.

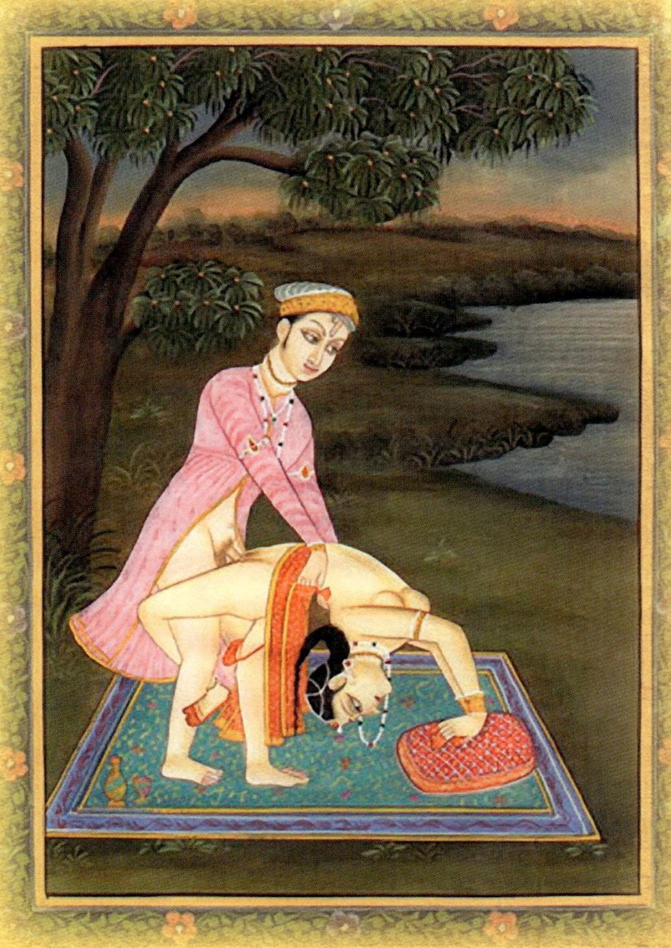

Sie merken, wir brauchen dringend neue Wörter, um diese Wunder entsprechend zu würdigen.

Die heilige Höhle

Yoni bedeutet so viel wie „ehrwürdiger Platz“ oder „Quelle“. Es heißt, Yoni sei der Wohnsitz, der heilige Tempel der Gottheit Shakti höchstpersönlich. Ich bin mir nicht sicher, ob unsere „Seele“ in einem bestimmten Körperteil beheimatet ist, aber ich habe mehr und mehr den Eindruck, dass meine Seele in meiner Yoni wohnt (sie strahlt irgendwie von dort aus). Und es ist *Ihre* Aufgabe, meine Damen, Ihre Yoni wie ein Heiligtum zu behandeln. Dann wird auch Ihr Partner ihr die entsprechende Achtung

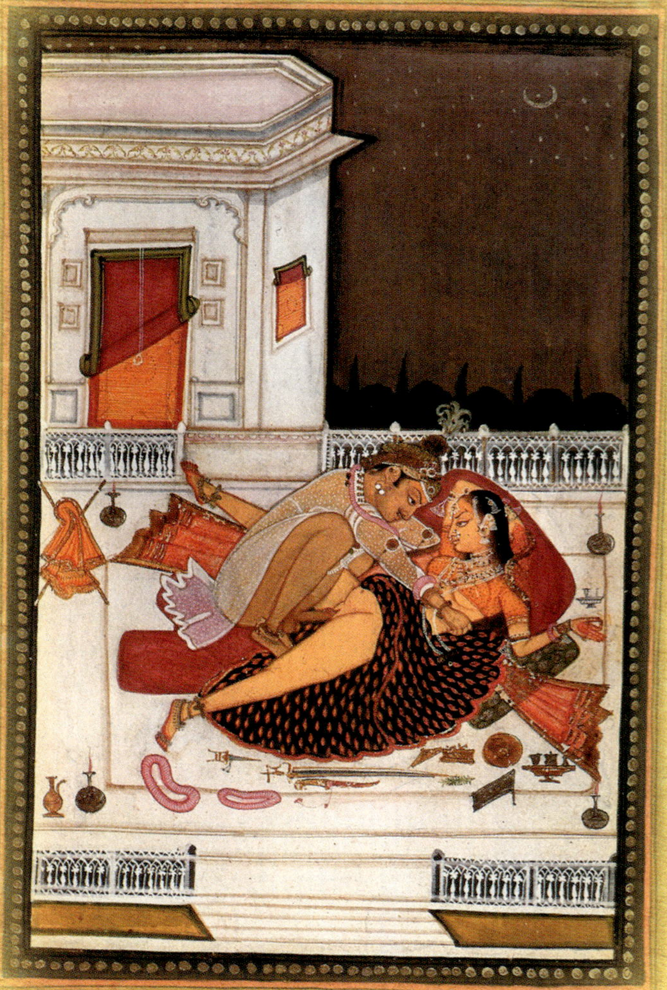

entgegenbringen – zumindest aber können Sie ihm zeigen, wie er Ihnen mehr Vergnügen bereiten kann. Wie würden Sie Ihre Yoni wertschätzen? Was wäre anders? Haben Sie sich in letzter Zeit einmal mit ihr über ihre Wünsche und Bedürfnisse unterhalten? Oder fällen Sie alle Entscheidungen und kommandieren sie nur herum? Wenn Sie einmal wirklich zuhören würden, könnten Sie vermutlich etwas darüber erfahren, wie es Ihrer Yoni geht und wie sie behandelt werden möchte. Ich rate den jungen Frauen in meinen Workshops Folgendes: „Lasst niemanden in die Nähe oder gar in euren Tempel, wenn er sich an einem solchen Ort der Verehrung nicht entsprechend zu benehmen weiß!" Und das fängt damit an, dass Sie sich selbst respektieren und annehmen. Also keine kritischen, verunglimpfenden Bemerkungen oder Gedanken mehr zu Größe, Aussehen und Geruch. Es ist an der Zeit, diesem großartigen Körperteil Ihre uneingeschränkte Liebe entgegenzubringen.

Der Donnerkeil

Okay, Männer, jetzt seid ihr an der Reihe. Vatsyayana benutzt das Wort *lingam*, um den Penis zu beschreiben, ein Begriff, der auch häufig in der tantrischen Literatur verwendet wird. Allerdings habe ich in meinen Seminaren die Erfahrung gemacht, dass viele diesen Begriff nicht mögen, weil er etwas *Weiches* an sich hat. Er vermittelt nicht die starke maskuline Präsenz eines erigierten Penis. Deshalb bevorzuge ich *Vajra*, was mit Donnerkeil übersetzt werden kann. Es ist ein kraftvoller Begriff aus dem Sanskrit, der auch die Nebenbedeutung „König" hat und einen heiligen Ritualgegenstand bezeichnet. Entsprechend werde ich – bei allem Respekt für Vatsyayana – im Folgenden den Ausdruck *Vajra* verwenden.

Genau wie Frauen sind auch viele Männer überkritisch, was das Aussehen und die Leistungskraft ihres Vajra angeht. Hier gilt dementsprechend der gleiche Appell: Bringen Sie Ihrem Vajra bedingungslose Liebe und Akzeptanz entgegen und würdigen Sie, was er für Sie (und Ihre Partnerin) tut. Er ist ein heiliges Werkzeug Ihrer Männlichkeit, das Sie verwenden, um Ihre Geliebte mit Ihrer Zuneigung, Ihrer Leidenschaft und Ihrer Lebensenergie zu füllen. Frauen schätzen das an Ihnen und an Ihrem Vajra.

Andere Bezeichnungen

Hier noch einige andere Benennungen von Körperteilen, die Ihnen im Laufe des Buches immer wieder begegnen werden: Ich mag den Ausdruck *Deva Mani*, der die „Edelsteine“ eines Mannes beschreibt (seine Hoden), während ich für den After die Bezeichnung *Rosette* bevorzuge. (Sieht er bei genauer Betrachtung nicht wie eine Rose aus?) Und anstatt Klitoris verwende ich das Wort *Perle*. Der sogenannte G-Punkt wurde nach einem Gynäkologen benannt, der ihn angeblich „entdeckt“ hat, obwohl Tantra-Meister bereits seit Jahrhunderten von dem „heiligen Punkt“ berichten (den übrigens sowohl Männer als auch Frauen besitzen) – eine Bezeichnung, die ich ebenfalls gern benutze. Probieren Sie diese Wörter während Ihres Liebesspiels einmal aus oder denken Sie sich eigene aus. Sie können Ihrer Yoni oder Ihrem Vajra auch einen persönlichen Namen geben. Und seien Sie offen für den perfekten Namen, wenn er sich Ihnen präsentiert.

SIE SIND DIE HAUPTPERSON

Wenn Sie derzeit Single sind oder einen Partner haben, der diesen Bereich nicht mit Ihnen gemeinsam erforschen will, seien Sie Ihr eigener Geliebter. Das ist offen gestanden sogar selbst dann der beste Start, wenn Ihr Partner Interesse am Kamasutra hat. Es ist herrlich, mit einem anderen Menschen die Freuden des Körpers zu teilen, aber Ihre Sexualität zu erwecken ist *Ihre* Aufgabe, nicht die Ihres Partners. Verwöhnen Sie sich selbst und lernen Sie so, Ihre orgasmische Energie zu vermehren. Pflegen Sie Ihren Körper, um ihn empfänglicher für die sinnlichen Genüsse zu machen. Sie können sogar etliche der Stellungen allein ausprobieren – oder Sie stellen sich vor, sie gemeinsam mit dem Partner zu entdecken, der sich irgendwo da draußen gerade auf den Weg zu Ihnen macht. Je mehr Sie Ihre Lust erkunden und sie sich selbst zum Geschenk machen, desto attraktiver werden Sie auf andere wirken.

Sind Sie schwul, lesbisch oder bisexuell, können Sie die meisten Inhalte dieses Buches entsprechend abwandeln. Bitte gehen Sie kreativ mit den Stellungen und Ihrer Sprache um – das wird Ihnen helfen, sich gegenseitig in jeder Hinsicht zu lieben.

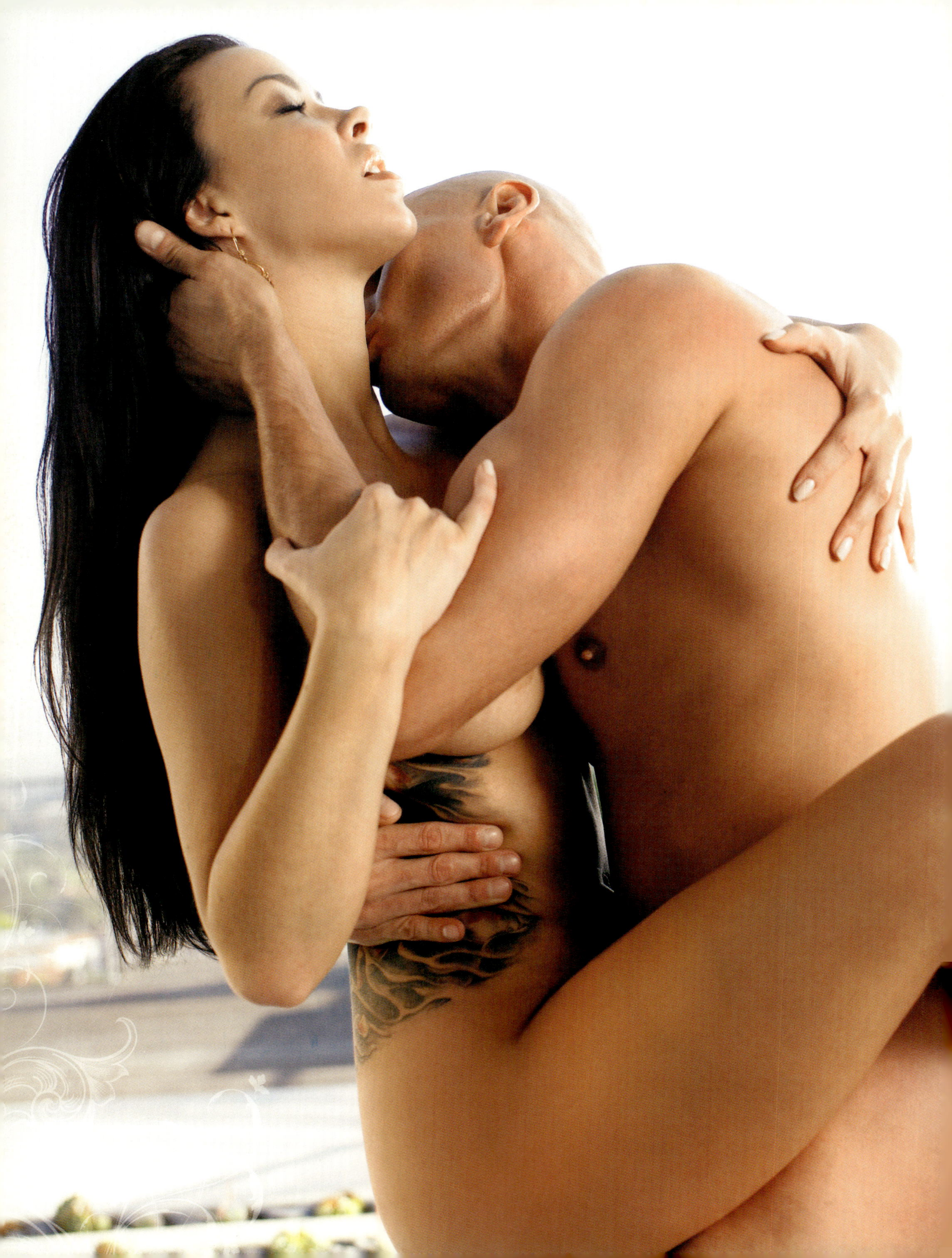

TEIL II: Kamasutra-Stellungen

52 DER BESTEN STELLUNGEN FÜR LUST UND LEIDENSCHAFT

Funke

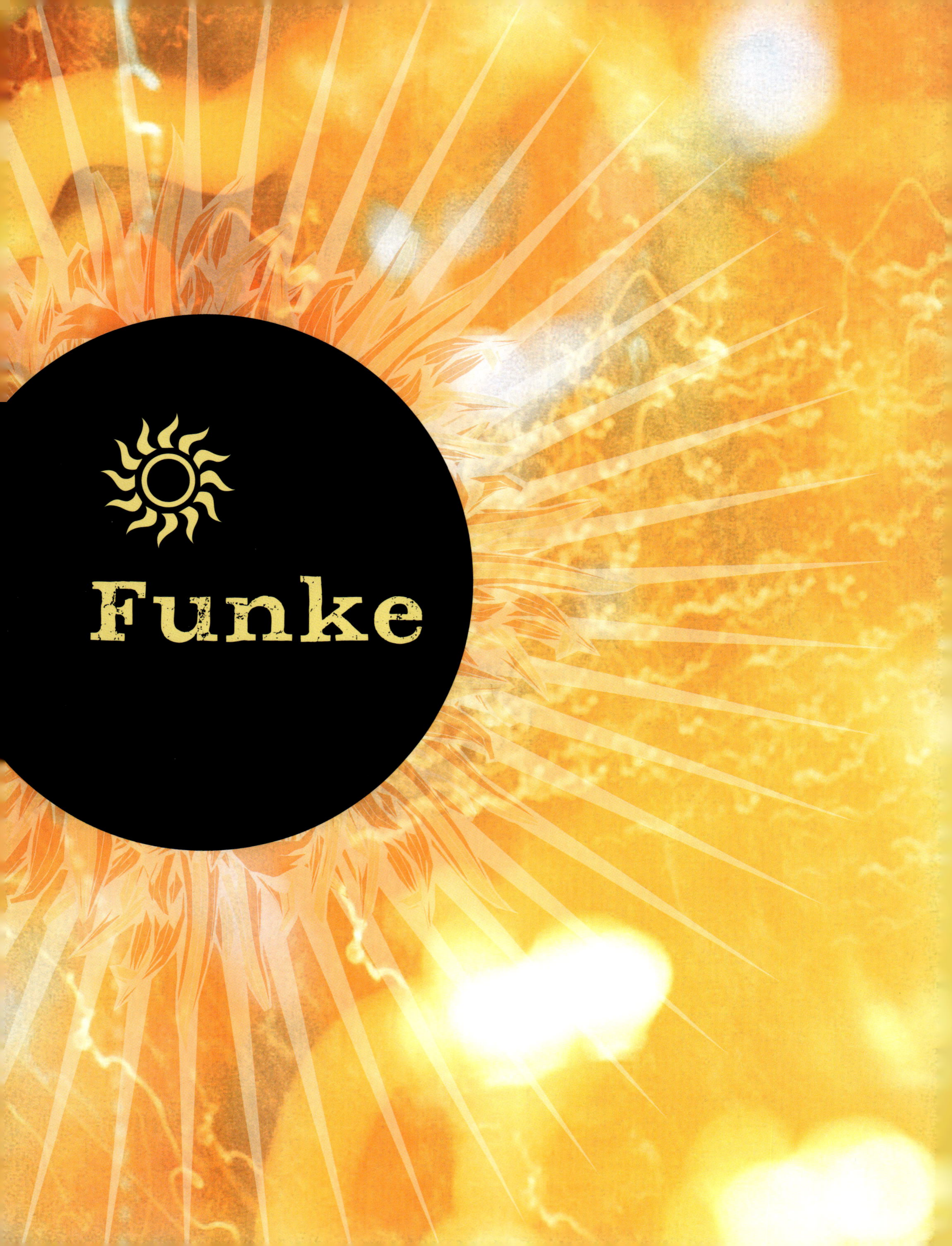

ES BEGINNT MIT EINEM FUNKEN: EIN VERFÜHRERISCHER BLICK, ERSTE REGUNGEN TIEF IN IHREM INNEREN, DAS ERWACHEN DER BEGIERDE. STARTEN SIE IHRE REISE IN DIE WELT DES KAMASUTRA MIT DEN FOLGENDEN STELLUNGEN, UM WARM ZU WERDEN UND DIE DINGE „INS ROLLEN ZU BRINGEN“. SIE SIND LEICHT DURCHZUFÜHREN, STÄRKEN IHR SELBSTVERTRAUEN, ERZEUGEN NÄHE UND ENTFACHEN DIE LEIDENSCHAFT.

1 DIE AUFGEHENDE SONNE

{ Nicht die Standard-Missionarsstellung }

AUF DIE STANDARD-MISSIONARSSTELLUNG (sie auf dem Rücken, er auf ihr – das Gesicht ihr zugewandt) habe ich verzichtet, weil ich denke, dass Sie sie zur Genüge kennen. Jedoch werden wir auf unserer Reise der Lust einigen Varianten dieses Klassikers begegnen. Manche davon mögen sich zwar auf den ersten Blick nicht sonderlich von ihm unterscheiden, können Ihnen aber eine komplett neue Welt erotischer Möglichkeiten eröffnen.

Im Gegensatz zur traditionellen Missionarsstellung, bei welcher der Mann zustößt, während die Frau passiv bleibt, geht hier die Aktivität allein von ihr aus. Mit kreisenden Bewegungen bereitet die Frau sich und ihrem Partner bisher ungeahnte, völlig neue Liebesfreuden. Zudem benutzt sie seinen Vajra als wirkungsvolles Mittel, um die unterschiedlichen Bereiche Ihrer Yoni zu erwecken.

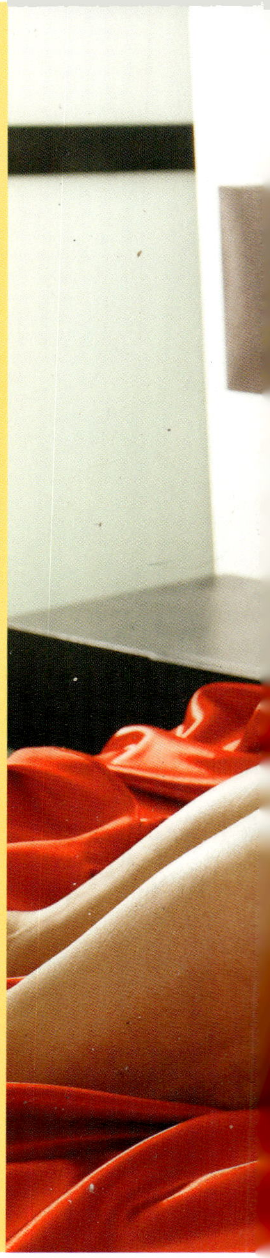

① Die Frau liegt auf dem Rücken, ihr Kopf und der obere Rücken werden von Kissen gestützt. Ihre Knie sind angewinkelt und leicht geöffnet. Der Mann kniet zwischen ihren Beinen und stützt sich mit den Armen ab. Sein Rücken ist gerade. Dann dringt er in sie ein, jedoch nicht allzu tief und ohne zuzustoßen.

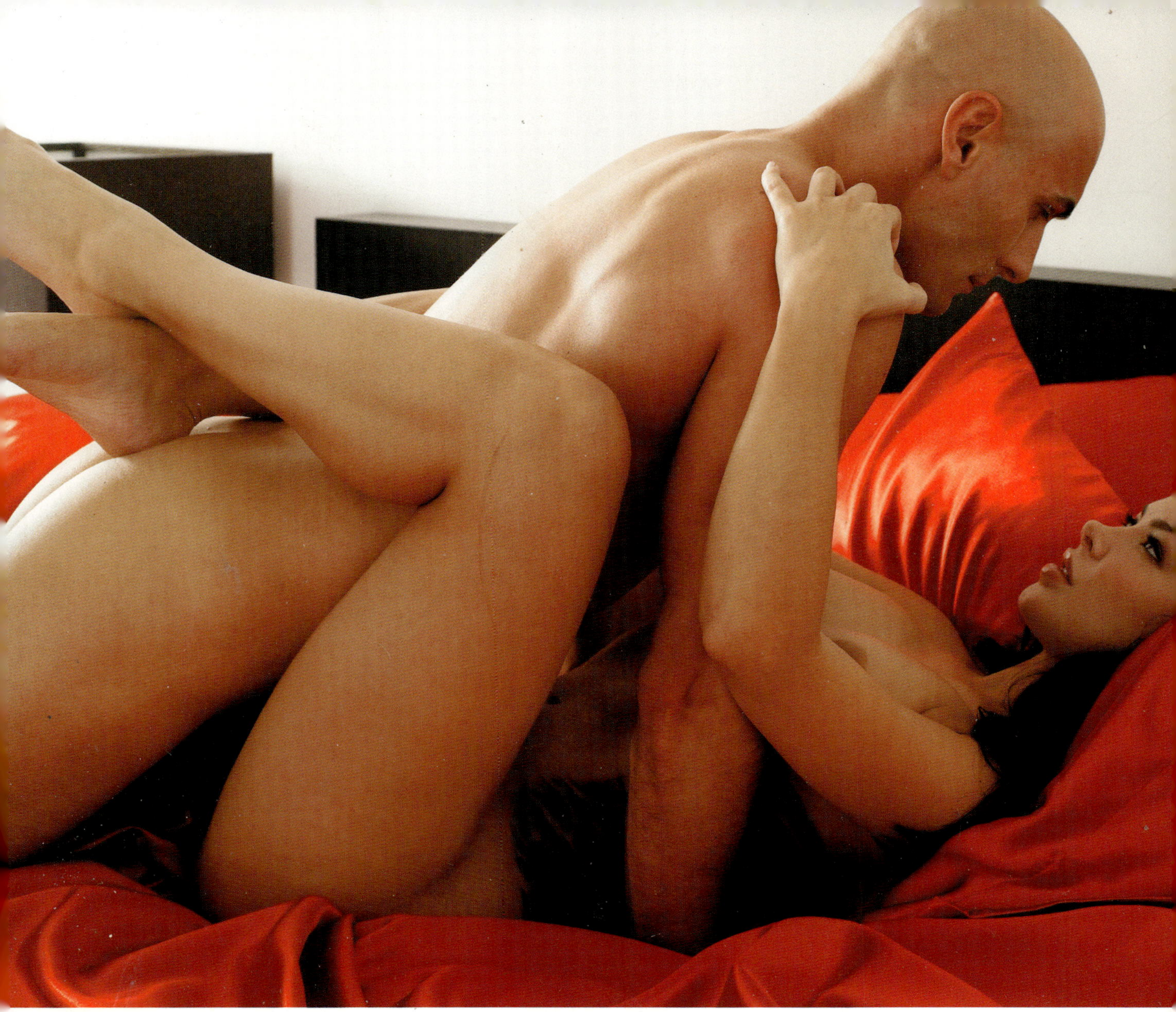

② Nun umschlingt die Frau ihn mit ihren Beinen und überkreuzt ihre Knöchel hinter seinem Rücken. Sich an ihm festhaltend, benutzt sie sowohl ihre Arme als auch Beine, um den Winkel und die Tiefe der Penetration zu variieren.

③ Der Mann verharrt bewegungslos, während die Frau ihr Becken erst im und dann gegen den Uhrzeigersinn kreisen lässt. Der Druck seines Vajra, der sich in ihrer Yoni bewegt, sorgt für Spannung und Lust. Um diese noch zu steigern, kann die Frau die Muskeln ihrer Yoni anspannen und so das Anwachsen der orgasmischen Energie zusätzlich fördern.

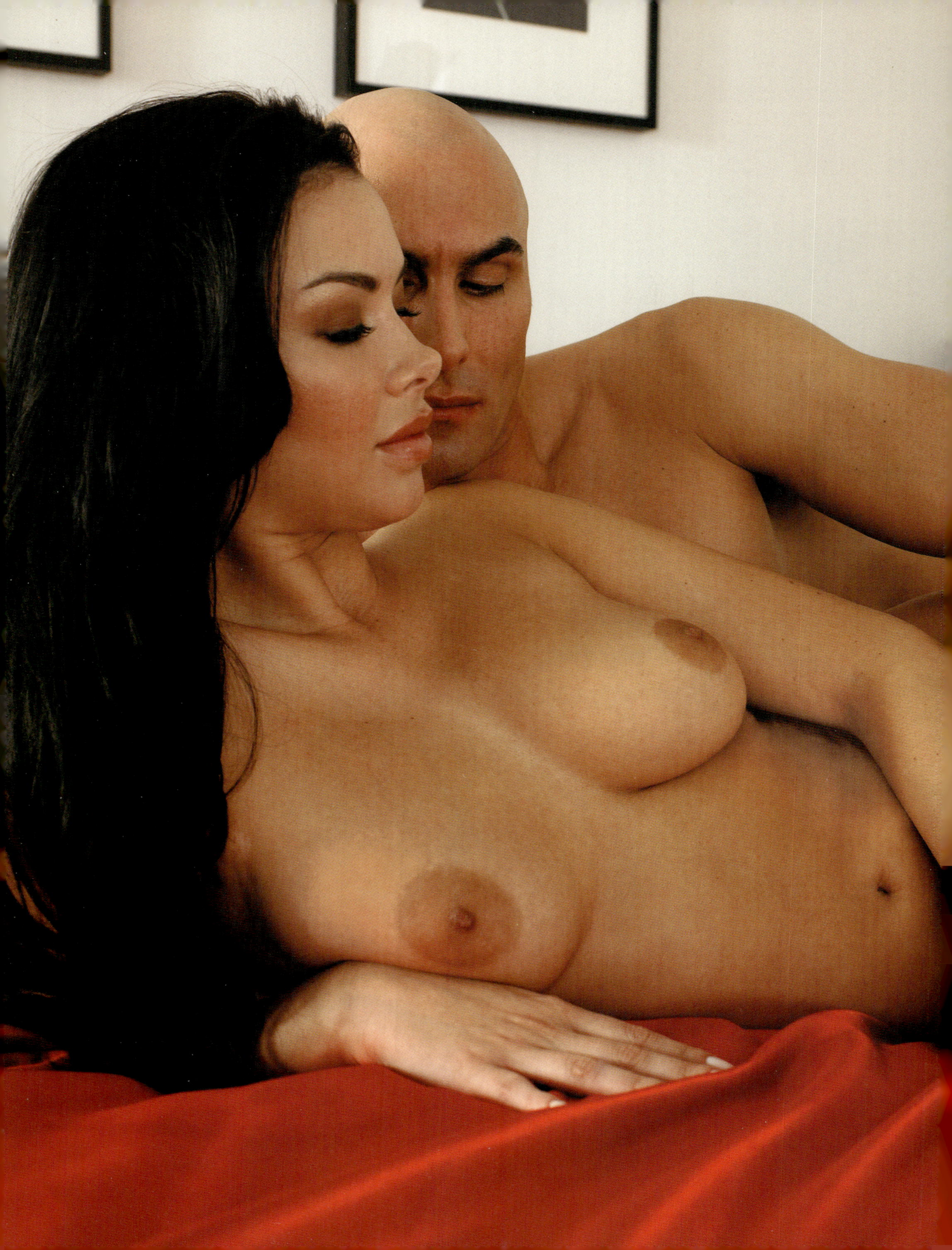

Die Bedeutung der Körperpflege

Im Kamasutra betont Vatsyayana, wie wichtig ein gepflegter Körper ist. Seine detaillierten Anweisungen diesbezüglich lauten: etwas essen, das „Wohlgerüche im Mund erzeugt", „sich täglich baden, den Körper jeden zweiten Tag mit Öl einreiben" und „den Achselschweiß entfernen".

Erinnern Sie sich noch, wie lange Sie gebraucht haben, sich für Ihr erstes Date zurechtzumachen? Tun Sie das auch weiterhin – nicht um andere zu beeindrucken, sondern als Zeichen der Wertschätzung Ihrem eigenen Körper gegenüber und als Geschenk für Ihren Partner. Sie können die Körperpflege aber auch gemeinsam als Teil des Vorspiels gestalten.

Sorgen Sie dafür, dass Sie frisch geduscht und rasiert sind und dass Ihre Hand- und Fußnägel gepflegt sind. Eine Intimrasur kann seine Deva Mani beziehungsweise ihre Yoni geradezu unwiderstehlich machen, sodass man sie einfach berühren muss. Allerdings gibt es auch einen Nachteil: Das Nachwachsen ist eine ziemlich „pieksende" Angelegenheit. Hier gilt es also abzuwägen.

Und zelebrieren Sie Ihre Schönheit auch nach dem Liebesspiel: Ihre geröteten Wangen, ein zarter Duft, der an die gerade erlebte Leidenschaft erinnert, und Ihr zerzaustes, vom Schweiß leicht feuchtes Haar ... Übrigens: Hairstylisten auf der ganzen Welt versuchen, genau diesen Look zu kreieren – und verlangen ein Vermögen dafür.

Wohltaten für die Sinne

„Kama umfasst alle Freuden, egal welchem der fünf Sinne sie entspringen", heißt es im Kamasutra. Nehmen Sie sich daher im Vorfeld etwas Zeit, um Ihre Sinne zu beleben und die Rezeptoren auf Ekstase einzustimmen. Wenn Sie gemeinsam Ihr Liebesnest gestalten, all die Dinge zusammentragen, die Ihnen Vergnügen bereiten, dann sind Sie bereits mitten drin im Liebesspiel.

Doch erst einmal sollten Sie das „Gerümpel" entsorgen: alles, was mit der Arbeit zu tun hat: die unerledigte Post, die Bücher- und Zeitschriftenstapel. Packen Sie sie in Schachteln, werfen Sie sie weg oder verschenken Sie sie. Danach können Sie anfangen zu dekorieren. Arbeiten Sie mit Farben, Objekten und Bildern – alles, was den Raum verschönert. Am besten ist, keinen Fernseher oder Computer in Ihrem Schlafzimmer zu haben. Wollen Sie aber partout nicht darauf verzichten, verhüllen Sie ihn zumindest.

Verwenden Sie Blumen, Räucherstäbchen, Duftkerzen oder aromatisierte Öle, um einen angenehmen Raumduft zu erzeugen. Wählen Sie eine zu Ihrer Stimmung passende Musik, lauschen Sie den zarten Tönen eines Windspiels oder flüstern Sie Ihrem Partner etwas Anregendes ins Ohr. Verwöhnen Sie Ihre Geschmacksnerven mit süßen, sauren und salzigen Naschereien. Entfachen Sie Ihre taktilen Sinne mithilfe von Federn, Fell, Samt, Seide oder Satin. Und vergessen Sie nicht, dass auch kratzen, beißen sowie leichte Klapse die Lust steigern können.

2 DER PUMA

Seinen Vajra fest umarmen

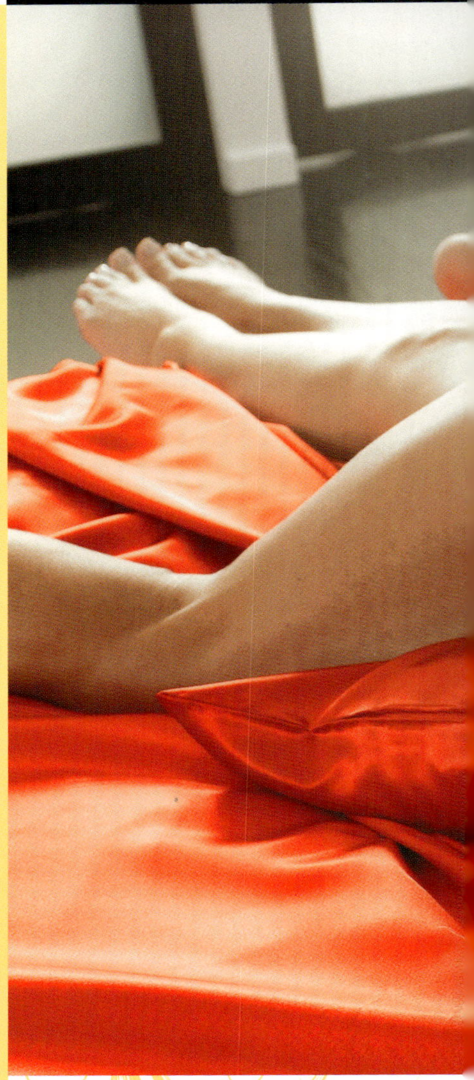

IN DER PUMASTELLUNG, einer weiteren Variante der Missionarsstellung, sind die Schenkel der Frau eng zusammengepresst, was ihre äußeren Schamlippen und die Klitoris besser stimuliert. Er genießt, wie sein Vajra fest umschlungen wird. Auch erlaubt diese Stellung der Frau, ihre Hände immer da zum Einsatz zu bringen, wo sie am meisten Lust spenden: seinen Brustkorb beziehungsweise seine Brustwarzen liebkosen (oder ihre eigenen), ihre Perle streicheln ...

„Ein Mann wird nicht dadurch zum Ziel kommen, dass er völlig den Vorlieben der Frau folgt oder sich diesen komplett verweigert. Er sollte vielmehr einen Mittelweg finden. Denn der Mann, der weiß, wie man die Zuneigung der Frauen erringt und obendrein ihre Ehre mehrt sowie ihr Vertrauen gewinnt, der wird zum Objekt ihrer Liebe."

—Mallinaga Vatsyayana

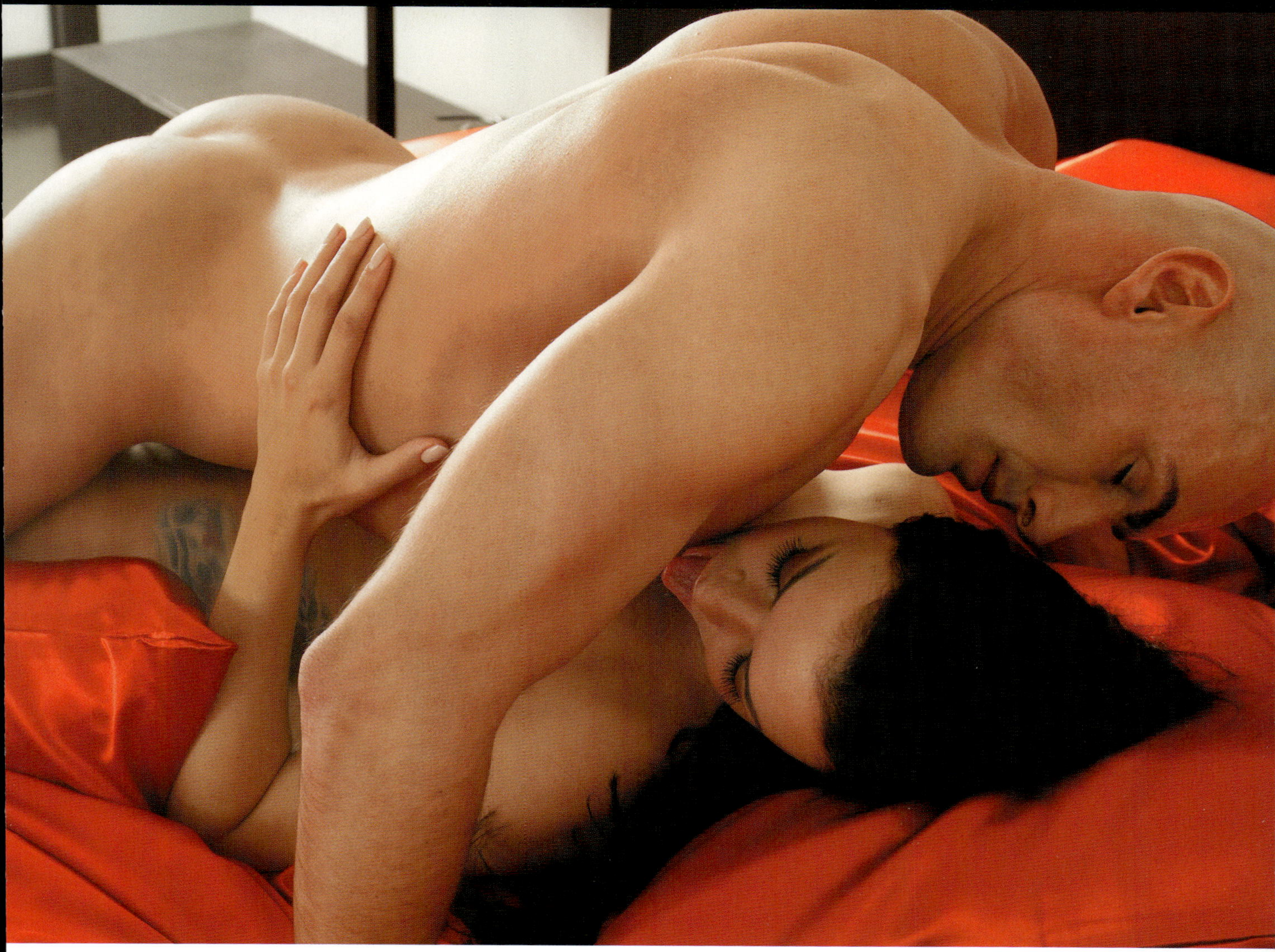

① Der Mann dringt in die Frau ein, während sich beide in der traditionellen Missionarsstellung befinden (sie auf dem Rücken, die Knie seitlich geöffnet).

② Danach schließt sie die Beine. Er unterstützt sie dabei, indem er sich erst zur einen, dann zur anderen Seite neigt. Nun presst die Frau ihre ausgestreckten Beine fest zusammen und umfängt so seinen Vajra vollkommen. Seine Schenkel befinden sich dabei seitlich von ihren und er stützt das Gewicht seines Oberkörpers mit seinen Armen ab, die sich ebenfalls seitlich von ihr befinden. Indem sie ihr Becken nach vorn neigt (oder ein Kissen unter ihren Po legt), kann die Frau jedes Mal klitorale Freuden genießen, wenn ihr Puma zustößt.

③ Auch wenn nicht alle Männer es mögen, wenn man ihre Brustwarzen stimuliert, finden es einige doch hoch erotisch und manche bringt es sogar zum Höhepunkt. Falls gewünscht, kann die Frau - mithilfe eines Kissen unter ihrem Kopf - an seinen Nippeln saugen und so den Fluss von sexueller Energie in die höheren Chakren (Energiezentren des Körpers) fördern. Er kann auch mit einer Hand ihren Kopf halten, während er sich mit der anderen abstützt.

3 WEIT OFFEN

{ Die völlige Hingabe }

DIE BEINE GEN HIMMEL GESTRECKT, erlebt die auf dem Rücken liegende Frau bei dieser Stellung eine Konzentration sexueller Energie in ihrem Becken. Die völlige Hingabe, die diese Position erfordert, erregt viele Frauen zusätzlich. Und auch für den Mann ist ihre völlige Öffnung ein starkes Aphrodisiakum.

① Zu Beginn dieser Stellung liegt sie auf dem Rücken, ihre Beine in V-Stellung weit geöffnet. Einige nicht zu weiche Kissen unter ihren Hüften sorgen dafür, dass der Hügel ihrer Yoni erhöht und offen liegt – so wie man auch ein kostbares Schmuckstück präsentieren würde. Der Mann positioniert sich zwischen ihren Beinen und nutzt die Möglichkeit, sie zu streicheln, ihren Körper zu bewundern und sie mit Hand, Zunge sowie Liebesbeteuerungen zu erregen. Wenn beide bereit sind, kann sie ihre Beine anwinkeln und das Becken leicht kippen, um dem vor ihr knienden Mann das Eindringen zu erleichtern.

② Danach streckt sie ihre Beine und hebt sie – in der V-Stellung – senkrecht an. Indem sie auch die Zehen streckt, kann sie zusätzliche Energie aktivieren, die in ihrer Vorstellung als Lebensenergie ihre Beine entlang in ihre heilige Quelle fließt und sie beide nährt. In dieser Stellung sorgt der Mann für die nötige Bewegung, während die Frau empfängt. Für sie ist es zudem eine hervorragende Stellung, um ihre Klitoris zu stimulieren, während sie mit ihrem Geliebten auf den Wellen der Lust reitet.

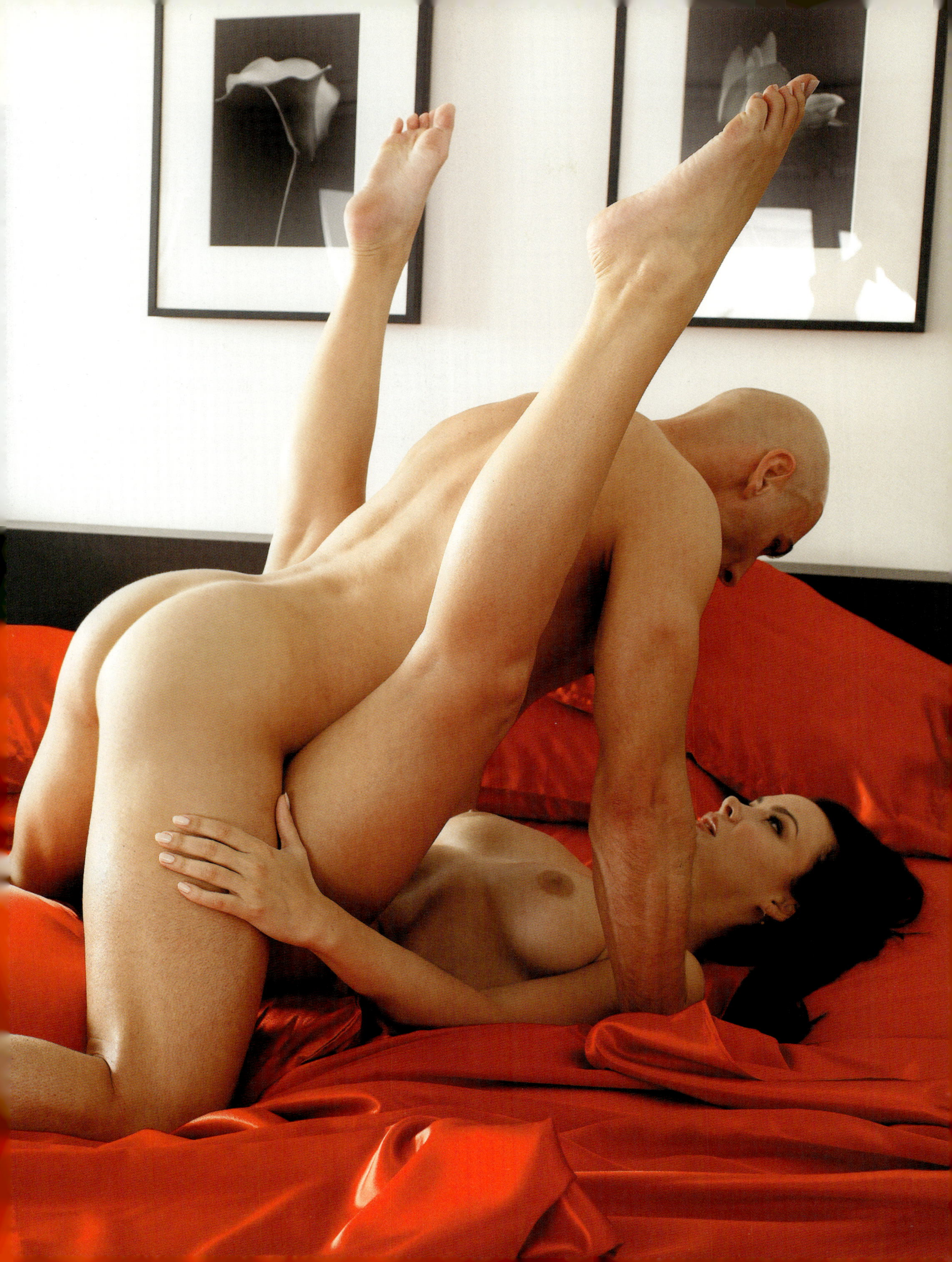

4 EINEN BAUM ERKLIMMEN

Lustvoll seinem Stamm nach oben gleiten

DIE KUNST DER UMARMUNG nimmt im Originaltext des Kamasutra eine wichtige Stellung ein. Vatsyayana beschreibt ausführlich verschiedene Varianten, die je nach Situation eingesetzt werden können. Bei dieser klassischen Umarmung erklimmt die Frau den Stamm ihres Geliebten, um an seinen Mund zu gelangen und ihn zu küssen. Sie ist besonders gut dazu geeignet, Intimität herzustellen, lässt aber auch die sexuelle Vereinigung zu.

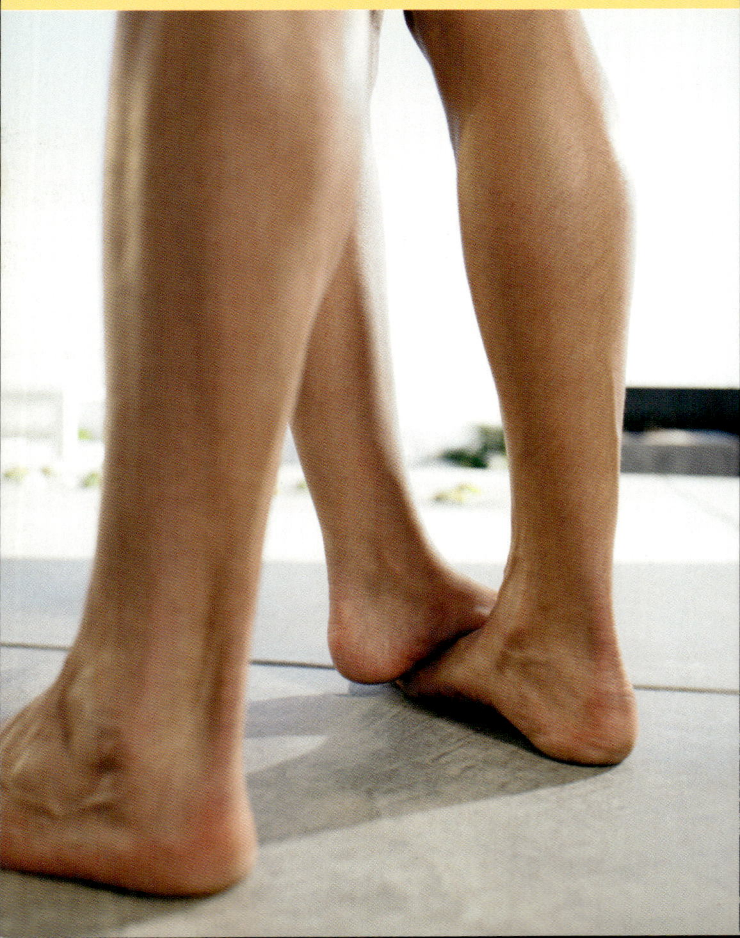

① Der Mann steht stabil auf einem festen Untergrund, die Füße leicht auseinander. Dann stellt die Frau ihre Füße auf seine, ihr Gewicht gleichmäßig verteilt. Um das Gleichgewicht zu halten, umschlingt sie ihn mit ihren Armen. Mit dieser Geste der Hingabe „verlässt sie den Boden" und vertraut sich ganz der Stärke ihres Partners an, der sie hält und beschützt.

② Wenn die Umarmung enger und die Küsse leidenschaftlicher werden, verlagert die Frau ihr Gewicht auf eines der Beine und „klettert" mit dem anderen an ihrem Partner hinauf. Je nachdem, wie groß und stark sie ist, kann sie sich mit dem angewinkelten Bein an seinem Rücken einhaken und ihn noch näher an sich pressen. Wenn nötig, kann er sie auch mit seinem Arm dabei unterstützen. Falls Verkehr gewünscht wird, kann sie ihr Becken anheben, um ihm das Eindringen zu erleichtern. Mithilfe seiner Hände sorgt er dann für die nötige Bewegung, die beide gemeinsam die Höhen der Lust erklimmen lassen.

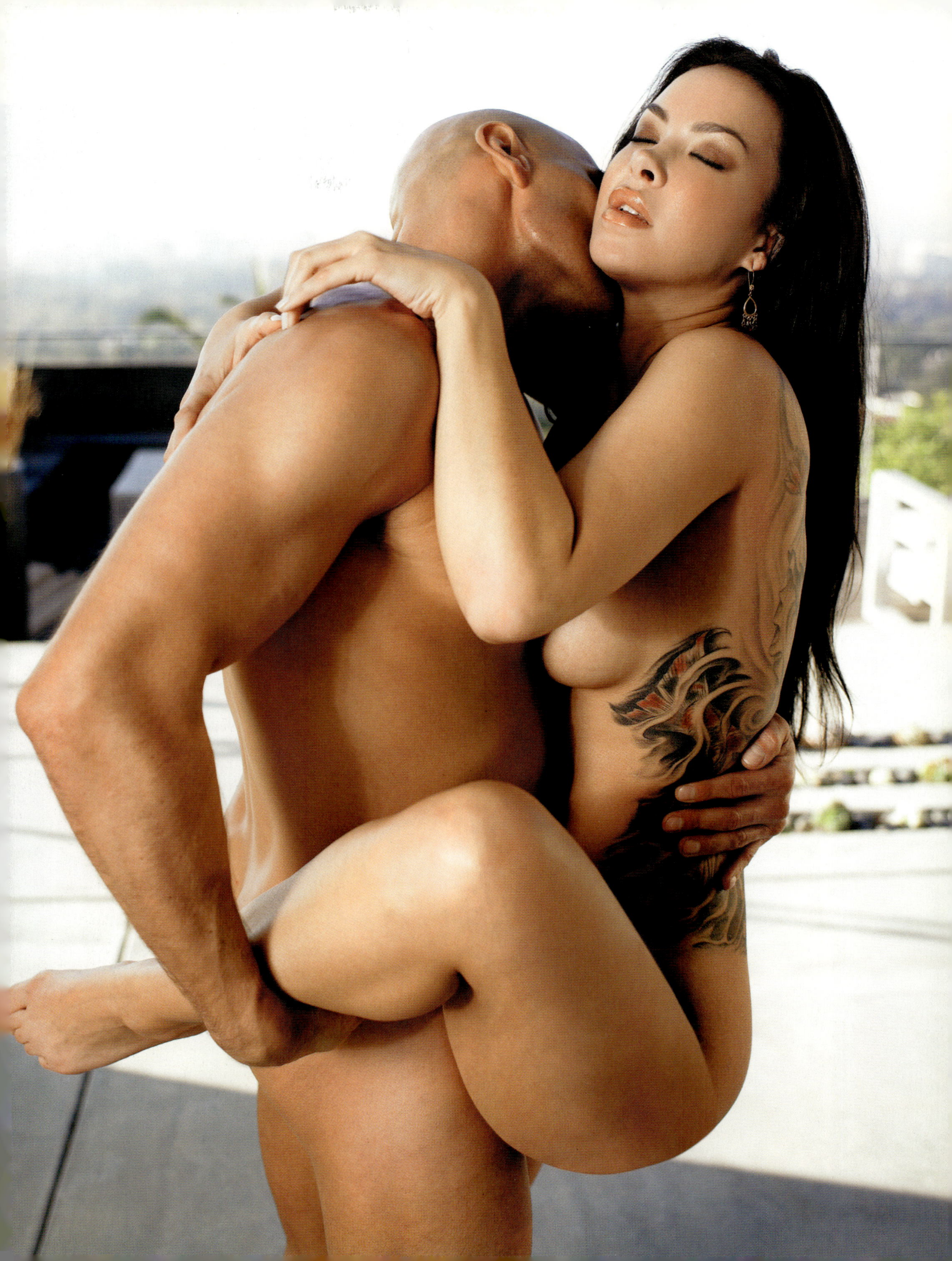

5 NAMASTÉ

Verehrung schafft tiefe Öffnung

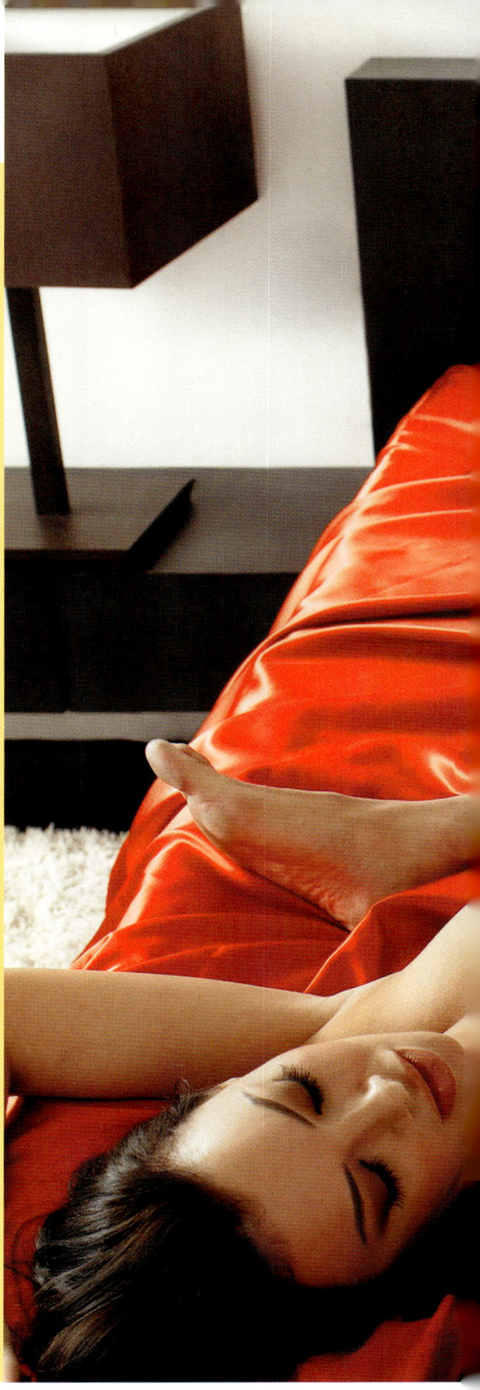

NAMASTÉ (gesprochen: NA-ma-stay) ist ein Wort aus dem Sanskrit mit der Bedeutung: „Ich ehre den göttlichen Geist in dir, den ich auch in mir selbst ehre – und ich weiß, dass wir somit eins sind.“ Bei dieser Stellung ehrt das heilige Männliche in ihm das heilige Weibliche in ihr. Ein weiser Mann muss kein Tantra-Meister sein, um zu wissen, dass die Verehrung der inneren Göttin seiner Partnerin im Überfluss als Geschenk wieder zurückkommt.

Auch diese Position vermittelt – ohne Verkehr – ein tiefes Gefühl der Vertrautheit. Während des Geschlechtsverkehrs ist sie eine gute Möglichkeit, sexuelle Energie von der Hüfte in die höheren Chakra-Zentren zu lenken, um so einen überwältigenden Orgasmus zu erleben. Am besten eignet sie sich aber, um Ihrer Partnerin nach dem Höhepunkt Ihre Dankbarkeit für das Öffnen ihres Körpers und ihrer Seele zu zeigen. Nicht selten rührt diese Geste Frauen zu Tränen, die noch nie auf diese Weise geehrt wurden.

① Bei dieser Stellung gibt sich die auf dem Rücken liegende Frau dem Mann völlig hin. Ihre Knie sind so weit geöffnet, dass er aufrecht zwischen ihren Beinen sitzen kann und seine Genitalien gegen ihre gepresst sind (beziehungsweise er in sie eindringen kann). Nun legt sie eine Hand zärtlich auf sein Bein und hebt das andere über den Kopf, um ihr Herz völlig für seinen Segen zu öffnen.

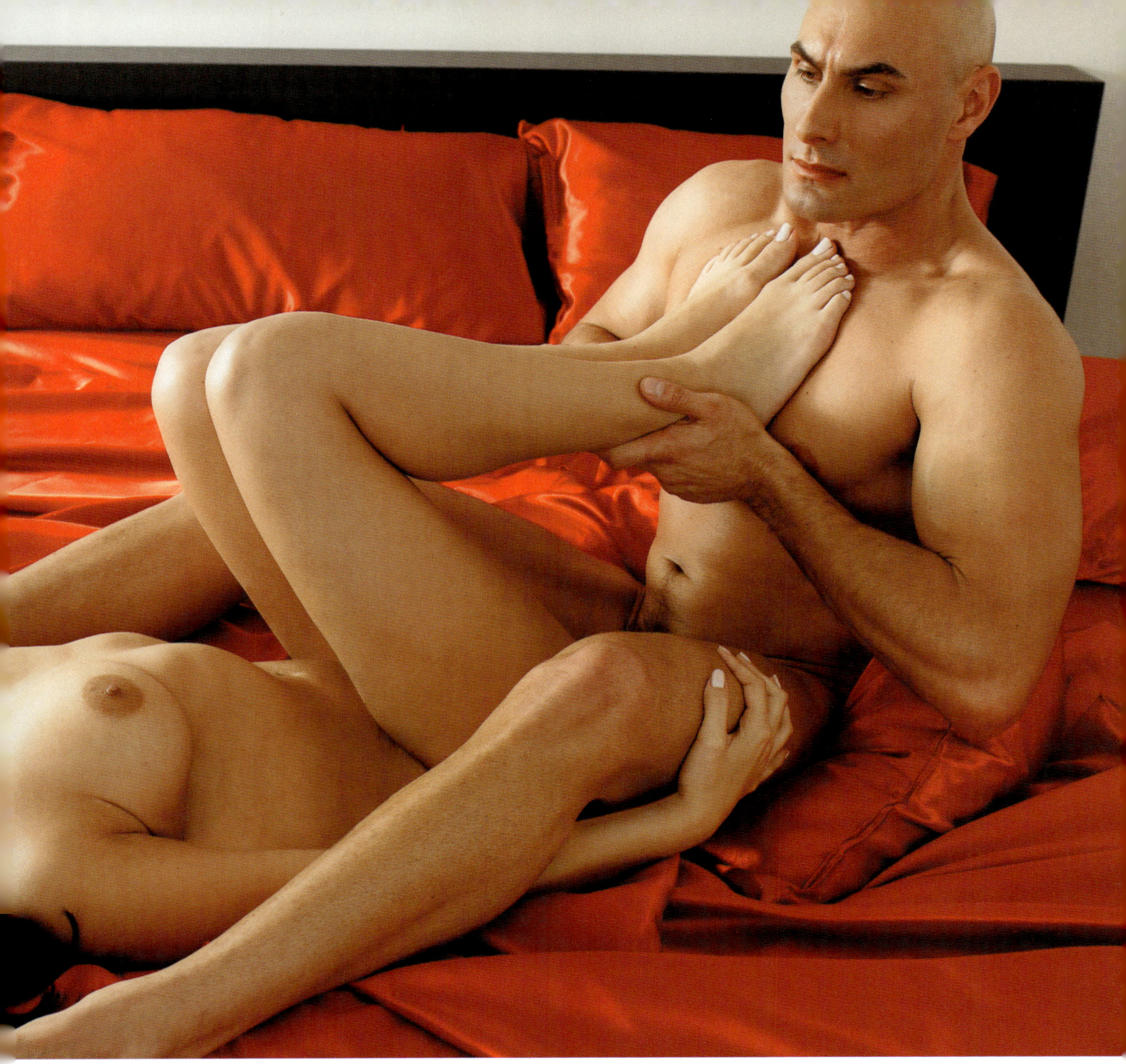

② Daraufhin schließt der Mann seine Augen und atmet einige Male tief, um ebenfalls einen Zustand der Hingabe zu erreichen. Wenn er so weit ist, schaut er ihr in die Augen und hebt ihre Füße behutsam an sein Herz, wobei sein Blick ihr verrät, wie sehr sie ihn anrührt. Dann hebt er ihre Füße an seine Lippen und küsst sie.

③ Als Nächstes berührt er mit ihren Füßen den Kraftpunkt zwischen seinen Augenbrauen und lässt sie schließlich auf seiner Stirn zum Ruhen kommen – wobei die Zehen fast den Scheitelpunkt seines Kopfes erreichen. Diese finale Geste erkennt ihre Macht an, ihn dem Himmel näher zu bringen. Abschließend grüßt er sie aus vollem Herzen mit der Formel „Namasté". Natürlich kann die Frau dieses Ritual auch für den Mann ausführen.

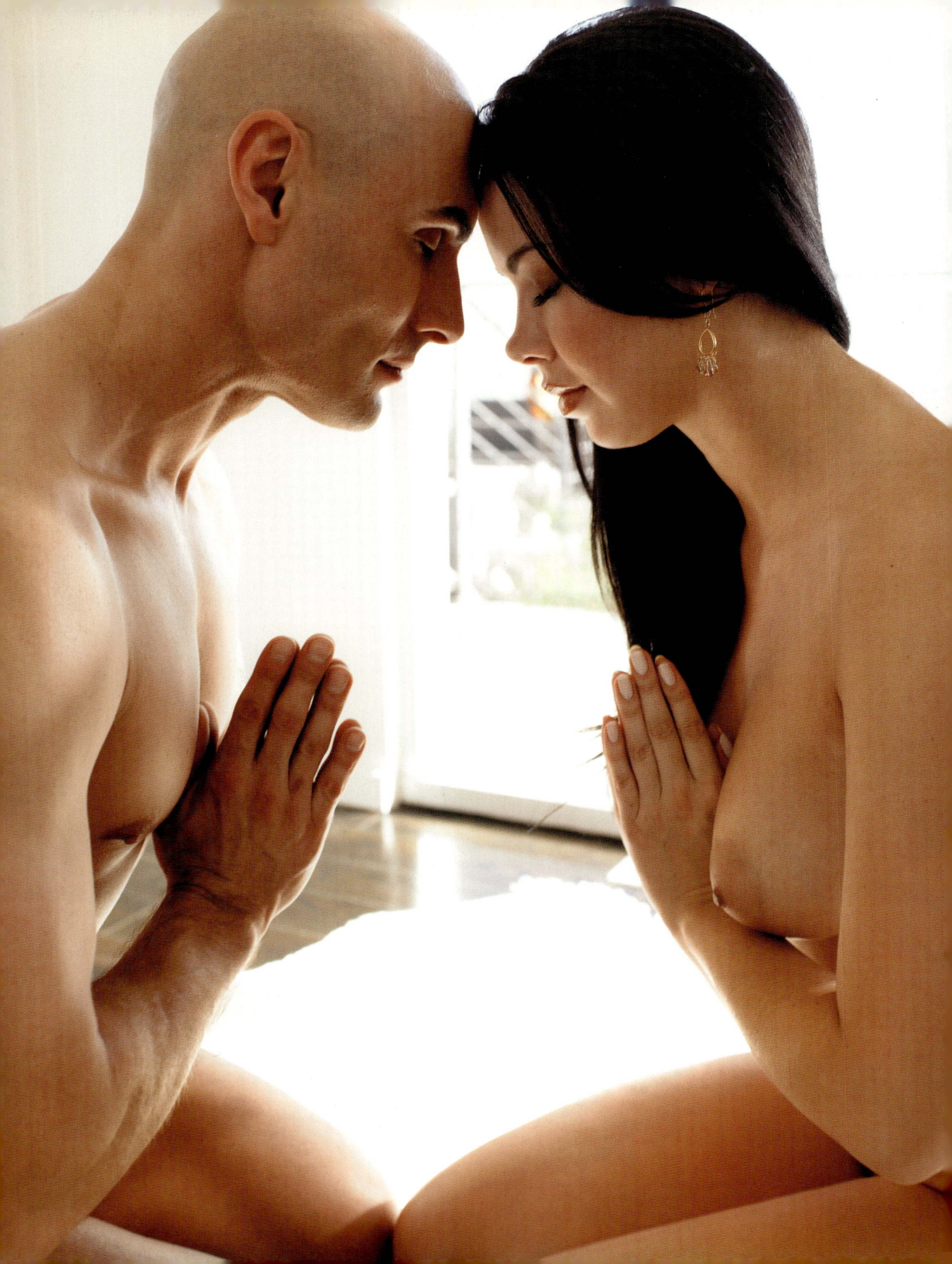

Beginnen Sie mit dem Herzen

Die Herz-zu-Herz-Begrüßung ist ein altes, sehr einfaches Yoga-Ritual, das enorme Auswirkungen auf Ihr Liebesspiel haben kann. Es dauert nur wenige Minuten, geleitet Sie aber auf nahezu magische Weise ganz ins Hier und Jetzt, bringt Geist, Körper und Seele in Einklang und versetzt Sie in Harmonie mit sich selbst und Ihrem Partner – sowohl vor als auch nach dem Sex. Aber vielleicht am wichtigsten ist, dass dieses Ritual eine Botschaft an die höheren Mächte darstellt, dass die Ekstase Ihrer Vereinigung dem höchsten und größten Zweck dient, und gleichzeitig die Bitte, Ihr Liebesspiel zu segnen.

① Setzen Sie sich auf einem weichen, gepolsterten Untergrund (ein Schaffell ist ideal) gegenüber, das Gesicht einander zugewandt. Ihre Knie sollten sich berühren und der Po auf den Füßen ruhen. Atmen Sie ruhig und tief. Nehmen Sie sich einen Moment Zeit, um sich zu entspannen, und schauen Sie sich dabei tief in die Augen. Versuchen Sie so, mit der Göttin beziehungsweise dem Gott in Ihrem Partner in Verbindung zu treten und gleichzeitig Ihre eigene Göttlichkeit zu spüren. Nehmen Sie eine Gebetshaltung ein, indem Sie die Handflächen aneinanderlegen. Berühren Sie mit Ihren Fingerspitzen den Boden zwischen Ihren Knien. Atmen Sie im Gleichklang mit Ihrem Partner.

② Stellen Sie sich vor, wie sich die kosmische Erdenergie in Ihren Händen sammelt, und heben Sie diese beim nächsten Einatmen auf Herzhöhe an. Setzen Sie sich aufrecht hin und atmen Sie weiter ein, bis es nicht mehr geht. Halten Sie dabei ständig Augenkontakt mit Ihrem Partner.

③ Beim Ausatmen beugen Sie sich langsam nach vorn, bis Sie mit Ihrer Stirn sanft die Ihres Partners berühren. Schließen Sie Ihre Augen und atmen Sie gemeinsam zwei Mal tief ein und aus. Spüren Sie dabei der Energie nach, wie sie durch das sogenannte Dritte Auge, das Zentrum der inneren Vision, fließt.

④ Atmen Sie nach dem zweiten gemeinsamen Atemzug tief ein und öffnen Sie die Augen wieder. Betrachten Sie Ihren Partner, während Sie sich aufrichten. Ihre Hände befinden sich noch immer in Herzhöhe.

⑤ Senken Sie beim Ausatmen Ihre Hände, sodass sie wieder den Boden berühren. Geben Sie ihm die Energie zurück und schließen Sie so den Kreis.

6 WIEDERVEREINIGUNG

Die süße Erwartung des Zusammenseins

DER KÖRPER VERARBEITET Informationen anders als der Geist. So kann er noch eine Weile mit Trauer und Verwirrung reagieren, selbst wenn Sie und Ihr Partner bereits wissen, dass die Zeit der Trennung nun vorüber ist. Von diesen Gefühlen müssen Sie sich erst befreien, ehe Sie sich einander wieder völlig öffnen können. Egal ob der Grund für die Trennung eine Reise, eine Verstimmung in Ihrer Beziehung oder schlicht das geschäftige Treiben des Alltags war, diese Stellung hilft Ihnen, Ihren Körper von den trennungsbedingten Gefühlen zu reinigen und Ihre Verbindung zu erneuern. Sie beinhaltet auch ein wenig Rollenspiel – viel Spaß dabei!

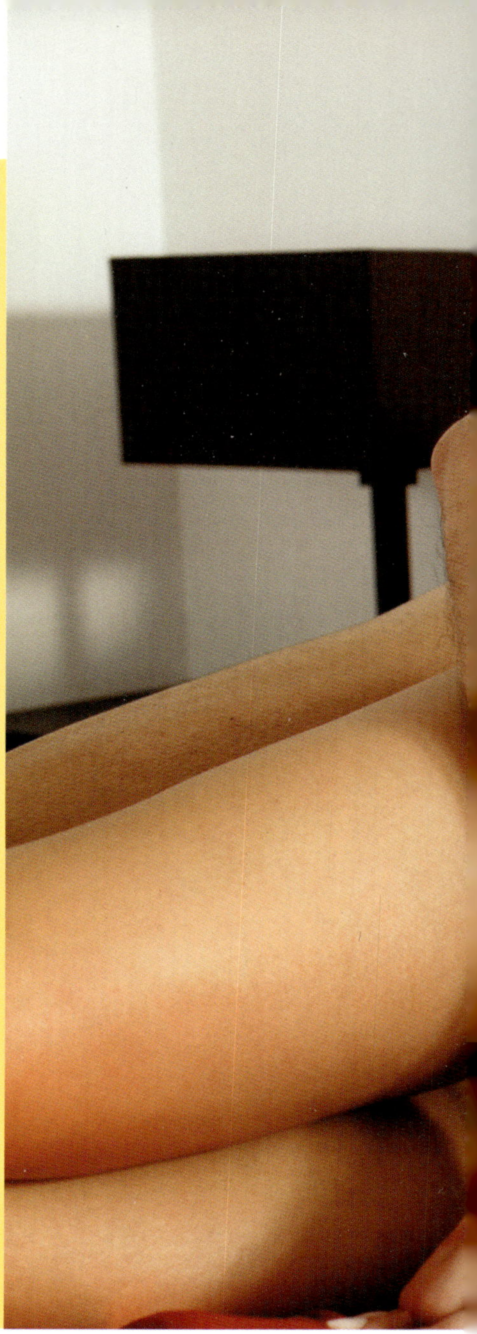

① Die Frau positioniert sich so auf dem Bett, dass ihr Rücken der Tür zugewandt ist. Dabei liegt sie gestreckt auf der Seite, die Beine und Knie geschlossen, einen Arm ausgestreckt. Obwohl sie die Tür nicht sehen kann, ist ihre Aufmerksamkeit auf den Eingang gerichtet, als ob sie den Geräuschen der Heimkehr ihres Partners lauscht. Dann nähert sich der Mann ihr langsam und leise, wobei er einige Momente verharrt, um seine auf ihn wartende Geliebte still zu betrachten. Bevor er sich weiter auf sie zu bewegt, atmet er einige Male so laut, dass seine Partnerin ihn hört und beide die Vorfreude auf die Wiedervereinigung genießen können.

② Ganz langsam kommt der Mann immer näher und berührt die Frau schließlich sanft an ihren Füßen. Jetzt kann sie sich zu ihm umdrehen und Augenkontakt herstellen – ihm zusehen, wie er zärtlich ihre Füße massiert, dann ihre Waden liebkost, ihre Knie

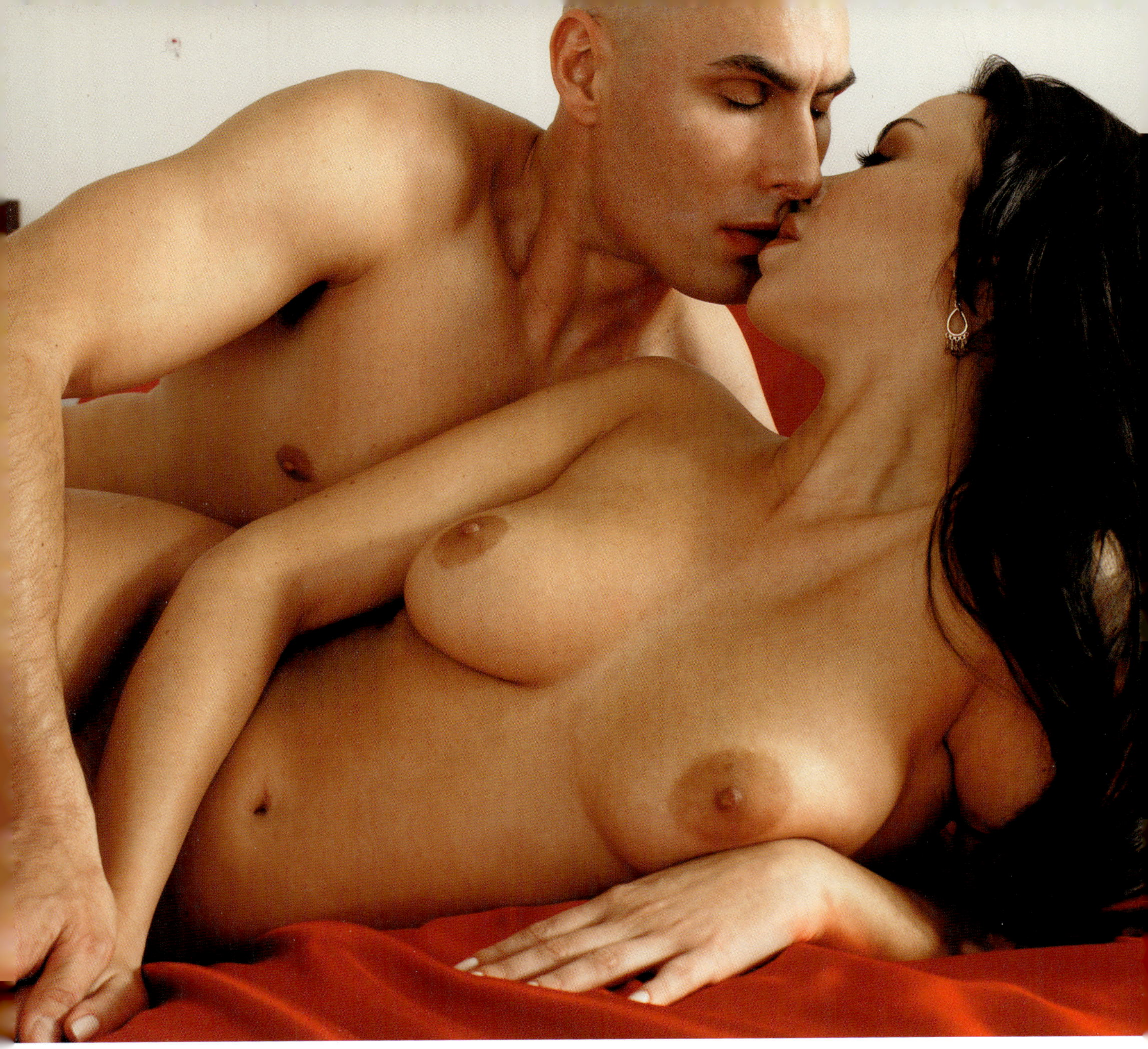

und Schenkel. Je weiter seine Hände nach oben wandern, ihren Po, ihren Bauch, ihre Brüste und ihre Schultern berühren, desto mehr wird sie mit seinem Körper verschmelzen, sich an seiner Stärke und schützenden Umarmung erfreuen.

③ Nun kann die Frau ihn innig küssen. Ist die Leidenschaft entflammt, wird er schließlich seinen gesamten Körper gegen ihren Rücken pressen, woraufhin sie ihre Beine öffnet und ihre Hüften nach hinten neigt, um ihn einzuladen, in sie einzudringen. Von jetzt an bewegen Mann und Frau sich gemeinsam der Ekstase entgegen, indem er zwischen flachen und tiefen Stößen abwechselt. Diese orgasmische (Wieder-)Vereinigung überwindet jegliche Distanz. Nach dem Höhepunkt bleiben beide noch so lange wie möglich eng umschlungen in dieser Position liegen, um die orgasmische Energie ihr heilendes Werk vollenden zu lassen.

7 SESAM UND REIS

Die Freuden der Verflechtung

IN DIESER EBENFALLS klassischen Kamasutra-Umarmung sind die Liebenden so ineinander verflochten, dass sie genauso schwierig auseinanderzuhalten sind wie Sesam und Reis. Eine wunderbare Stellung, die sich perfekt für den Beginn oder das Ende des Liebesspiels eignet, aber auch ein tiefes Gefühl der Zusammengehörigkeit während der Vereinigung fördert. Da die Gesichter einander zugewandt sind, können Sie sich leidenschaftlich küssen und mit den Augen Ihrer Liebe Ausdruck verleihen. In einer solchen Umarmung vergessen wir jegliche Teilung und werden eins.

① Zu Beginn liegen Mann und Frau sich gegenüber. Die Knie berühren sich leicht, die Arme sind locker um den Partner geschlungen. Beide schauen sich tief in die Augen und atmen im Gleichklang.

② Dann beginnen sie – zunächst zart –, sich zu küssen, wobei beide sowohl die empfangende Rolle einnehmen als auch die gebende.

③ Wenn sich die sexuelle Energie steigert, pressen beide ihre Körper enger aneinander und schlingen ihre Arme fester um den Partner. Schließlich hebt die Frau das oben liegende Bein über die Hüfte des Mannes, während er seines so zwischen ihre Beine schiebt, dass sein Oberschenkel gegen ihre Yoni gepresst ist (oder er dringt in sie ein). Verflechten Sie Ihre Beine und genießen Sie die Nähe.

In die Seele blicken

Die Augen sind das „Fenster zur Seele". Wir vertrauen Menschen eher, wenn sie uns in die Augen schauen. Frischverliebte können die Augen nicht voneinander abwenden; die Zeit scheint stillzustehen. Wenn wir unserem Partner tief in die Augen blicken, erleben wir eine Vertrautheit, die unser Herz öffnet und den Weg zu einem ekstatischen Liebesspiel bereitet.

Trainieren Sie, Ihrem Partner gegenüberzusitzen und einfach nur zu sein. Atmen Sie langsam und tief und versinken Sie in seinen Augen (suchen Sie sich eines aus, damit Ihre Augen nicht hin- und herwandern). Sie müssen dabei weder lächeln noch sich darauf konzentrieren; entspannen Sie einfach Ihr Gesicht. Wenn störende Gedanken auftauchen, lassen Sie sie wie Wolken an sich vorüberziehen.

Atmen Sie ruhig weiter und seien Sie sich Ihres Partners gewärtig. Die ersten Minuten mögen sich seltsam anfühlen, aber schon bald werden Sie erfüllt sein von Gelassenheit und Frieden. Je länger Sie in die Seele Ihres Partners blicken, desto mehr seiner Essenz enthüllt sich Ihnen. Sie sehen nicht mehr die Person, sondern beginnen, denselben Funken Göttlichkeit zu erkennen, der auch aus Ihren Augen scheint. Wenn Sie sich nun lieben, öffnen Sie die Tür zu der Art transzendenter, ekstatischer Erfahrung, von denen die Mystiker seit Jahrhunderten berichten.

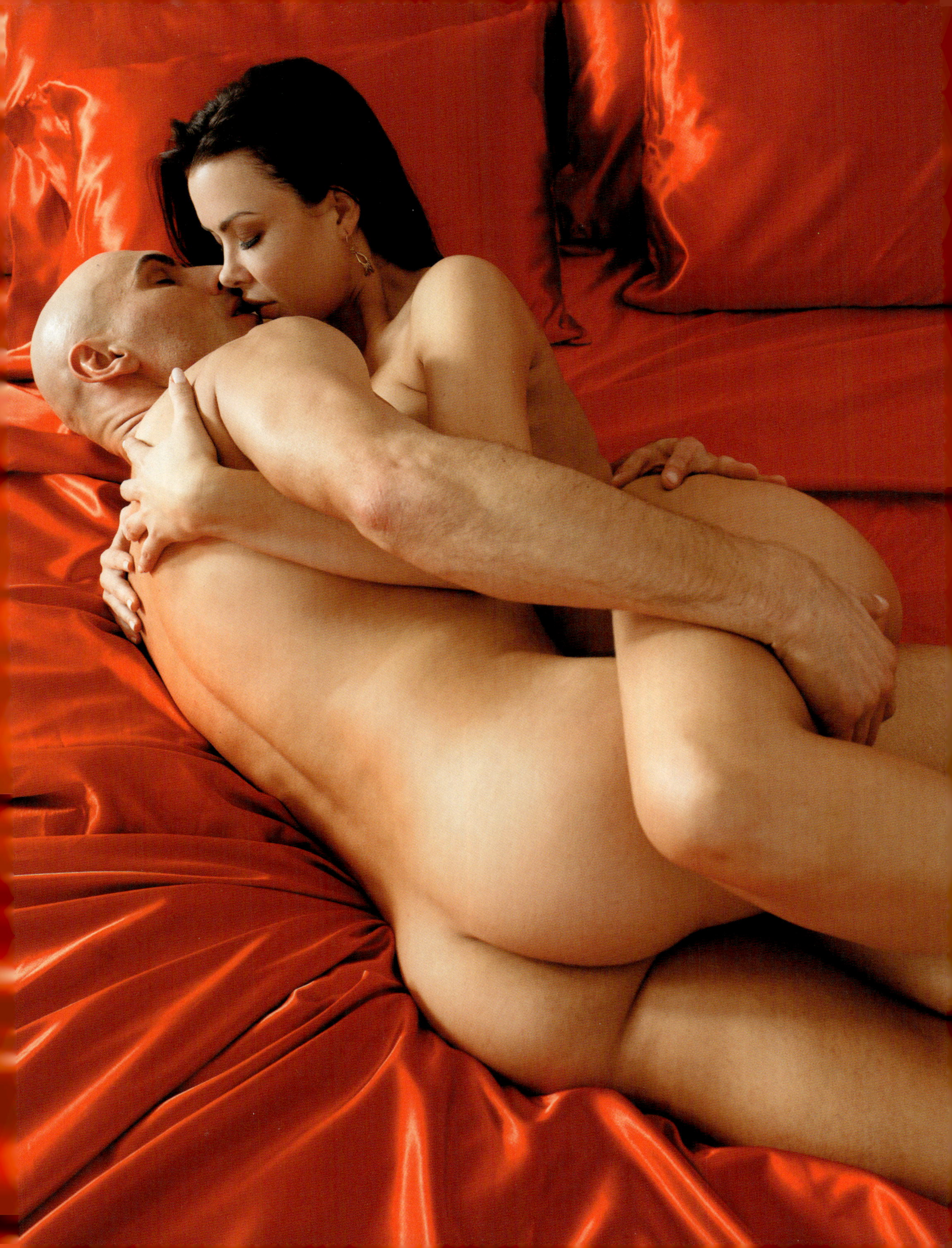

8 PFEIL UND BOGEN

⁅ Mehr als das „Löffelchen“ ⁆

OBWOHL DIESE STELLUNG immer „geht“, verspricht sie doch nach dem Aufwachen besondere Lust – entweder im Rahmen des morgendlichen Liebesspiels oder wenn Sie beide mitten in der Nacht die Leidenschaft überkommt. Da sie auf der klassischen Löffelchen-Stellung basiert, kann sie leicht eingenommen werden, wenn das Schmusen die Flamme der Begierde entfacht.

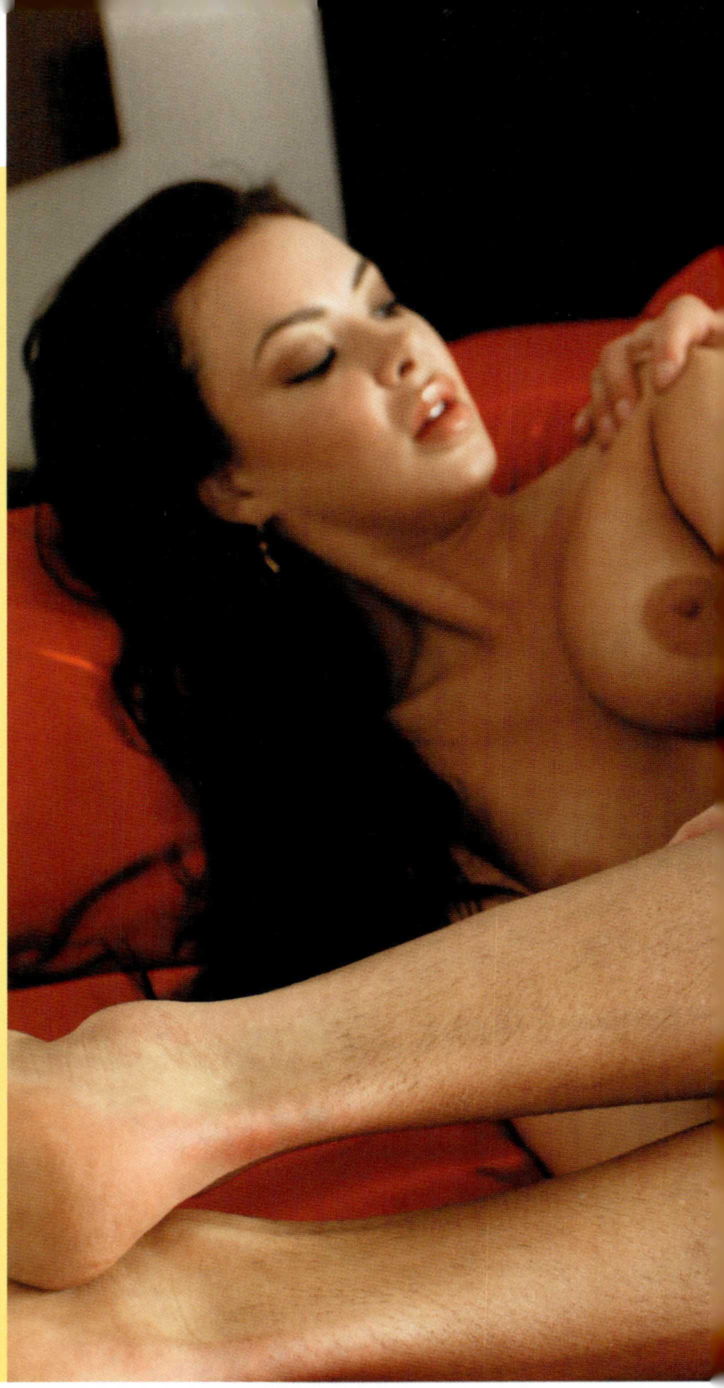

① Die Frau liegt auf der Seite, der Mann hinter ihr in der klassischen Löffelchen-Stellung. Bei zunehmender Erregung kann er seinen steifen Vajra in die Spalte zwischen ihren Pobacken oder so zwischen ihren Schenkeln platzieren, dass er die äußeren Lippen ihrer Yoni stimuliert – bis sie schließlich bereit ist, ihn aufzunehmen.

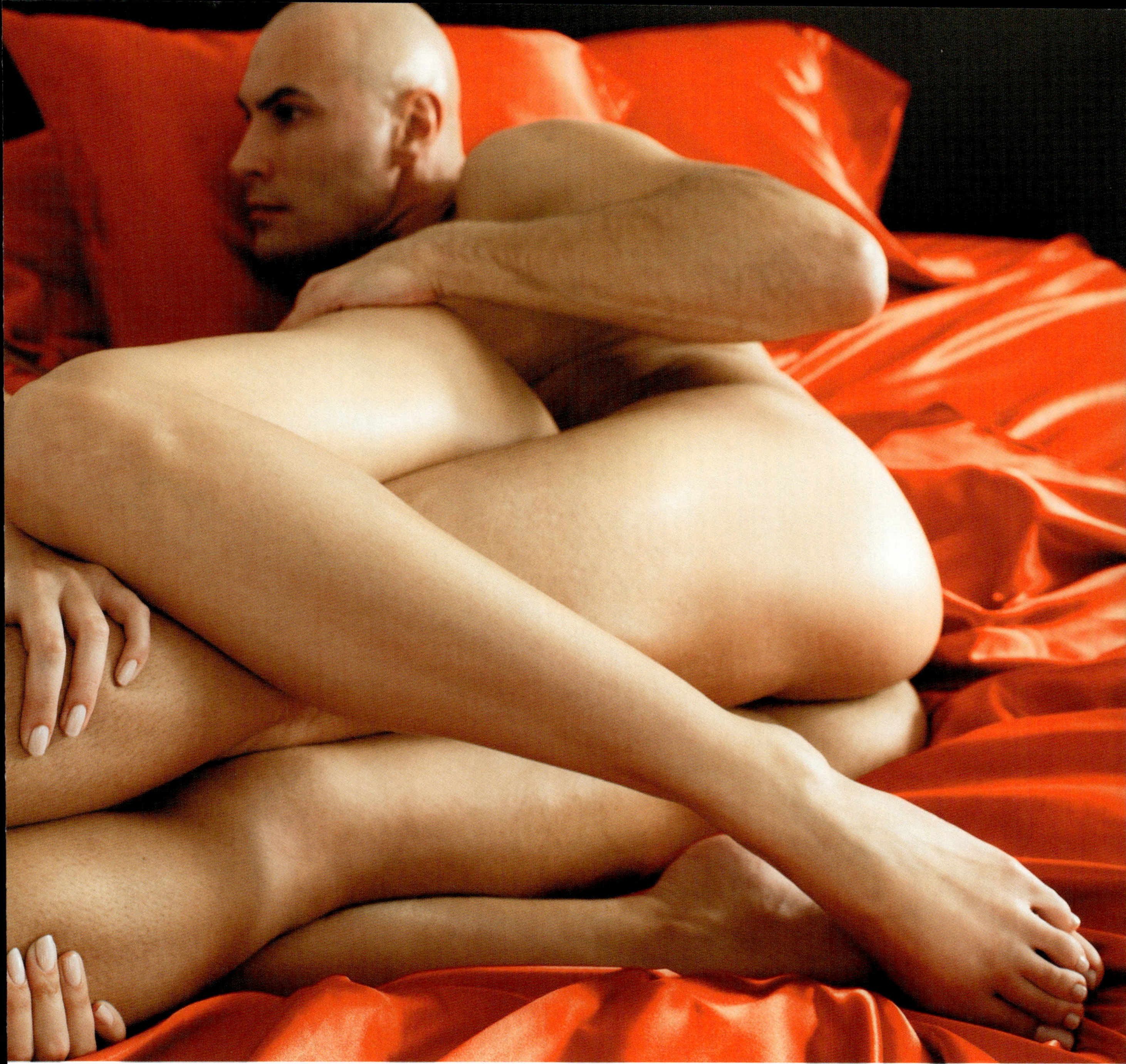

② Nun öffnet er ihre Beine mit seinen Schenkeln und dringt in sie ein. Gleichzeitig hält er sie an den Schultern, um sich tief in ihr rhythmisch bewegen zu können. Sie legt ihr Bein auf sein oberes Bein und drückt ihn an sich heran.

③ Dann streckt sie sich und greift nach seinen Fußgelenken beziehungsweise Unterschenkeln. Sie ist nun der gestreckte „Pfeil", der gebogene Körper des Mannes der „Bogen". In dieser Position bewegen sich beide gemeinsam: Sie benutzt seine Beine als Hebel, um mit ihrem Becken zuzustoßen, während er sie an ihren Hüften zu sich heranzieht. So lange, bis sie den Pfeil fliegen lassen wollen – seinem Ziel entgegen.

9 STERNBLUME

{ Kreuz und quer in Sternform }

DER NAME DIESER WUNDERBAREN STELLUNG leitet sich von der Körperhaltung der Liebenden ab, die so ineinander verflochten sind, dass sie der Blüte der Sternblume gleicht. Sie ist sowohl stimulierend als auch eine kraftvolle Position zum Ausruhen nach dem Orgasmus, die Ihnen erlaubt, über das Wurzel-Chakra (Perineum) verbunden zu bleiben – dort wo das „X" Ihrer Körper eine mächtige Einheit bildet –, und gleichzeitig durch das gegenseitige Voneinander-Wegstrecken Ihr individuelles Ganzsein fördert.

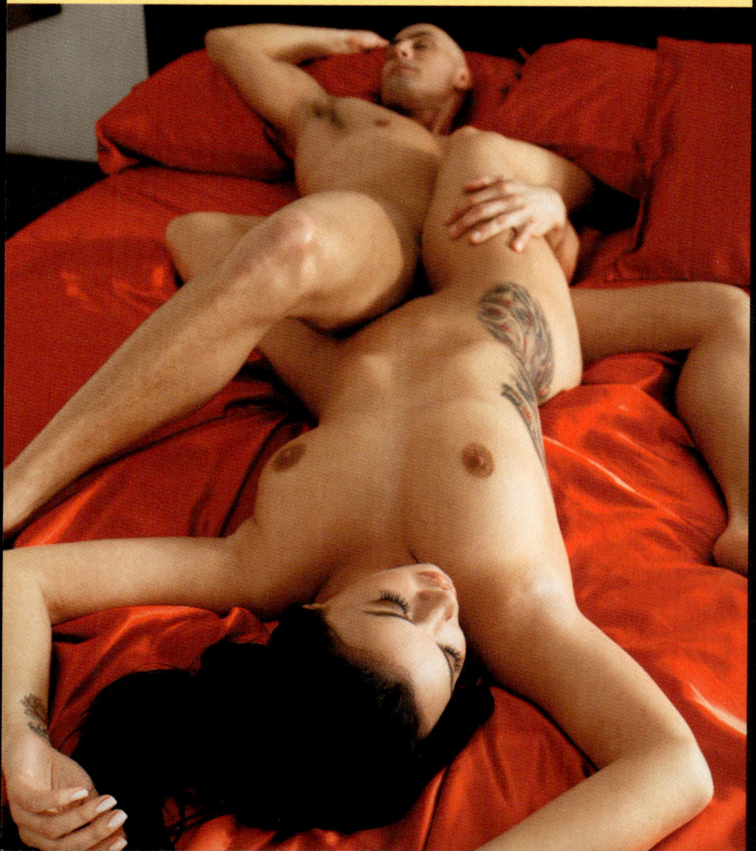

① Der Mann sitzt aufrecht, seine Beine leicht geöffnet. Das linke Bein ist ausgestreckt, während das rechte so angewinkelt ist, dass der Fuß flach auf dem Bett oder Boden steht. Das Gewicht ruht auf seinen Armen, die nach hinten gestreckt sind. Die Frau sitzt diagonal auf ihm und schiebt ihr ausgestrecktes linkes Bein unter sein rechtes Knie. Ihr angewinkeltes rechtes Bein platziert sie über seinem ausgestreckten linken, wobei der Fuß flach neben ihm auf dem Boden/Bett steht. Genau wie er stützt sie sich auf den nach hinten gestreckten Armen ab.

② Nun halten sich Mann und Frau jeweils mit der rechten Hand an der rechten Schulter des Partners fest, sodass ihre Körper ein sternförmiges Muster bilden. Ist er in sie eingedrungen, können beide ihre Hände langsam nach unten bewegen (ohne den Partner loszulassen), bis sie die Position gefunden haben, die ihnen am meisten Vergnügen bereitet. Denn je nach Krümmung seines Vajra und dem Penetrationswinkel wird sich diese Stellung anders anfühlen. Es bedarf also ein wenig Übung, bis man entdeckt, welche Haltung - für einen oder beide - am lustvollsten ist.

③ Klingt die Leidenschaft nach dem Orgasmus oder während einer Pause ab, halten beide Augenkontakt und lockern langsam den Griff um seinen beziehungsweise ihren Arm. Die rechte Hand wandert den Arm des Partners hinunter, bis sich nur noch die Fingerspitzen berühren. Das Gewicht ruht dabei jeweils auf dem linken Ellenbogen, bis beide schließlich auf dem Rücken liegen.

④ Zum Abschluss nimmt die Frau ihre Hände über den Kopf, so als wolle sie damit einen Ring aus Sternenlicht bilden, während der Mann seine Hand mit der Handfläche nach unten auf ihr Bein legt, um sie zu erden und die Verbindung aufrechtzuerhalten.

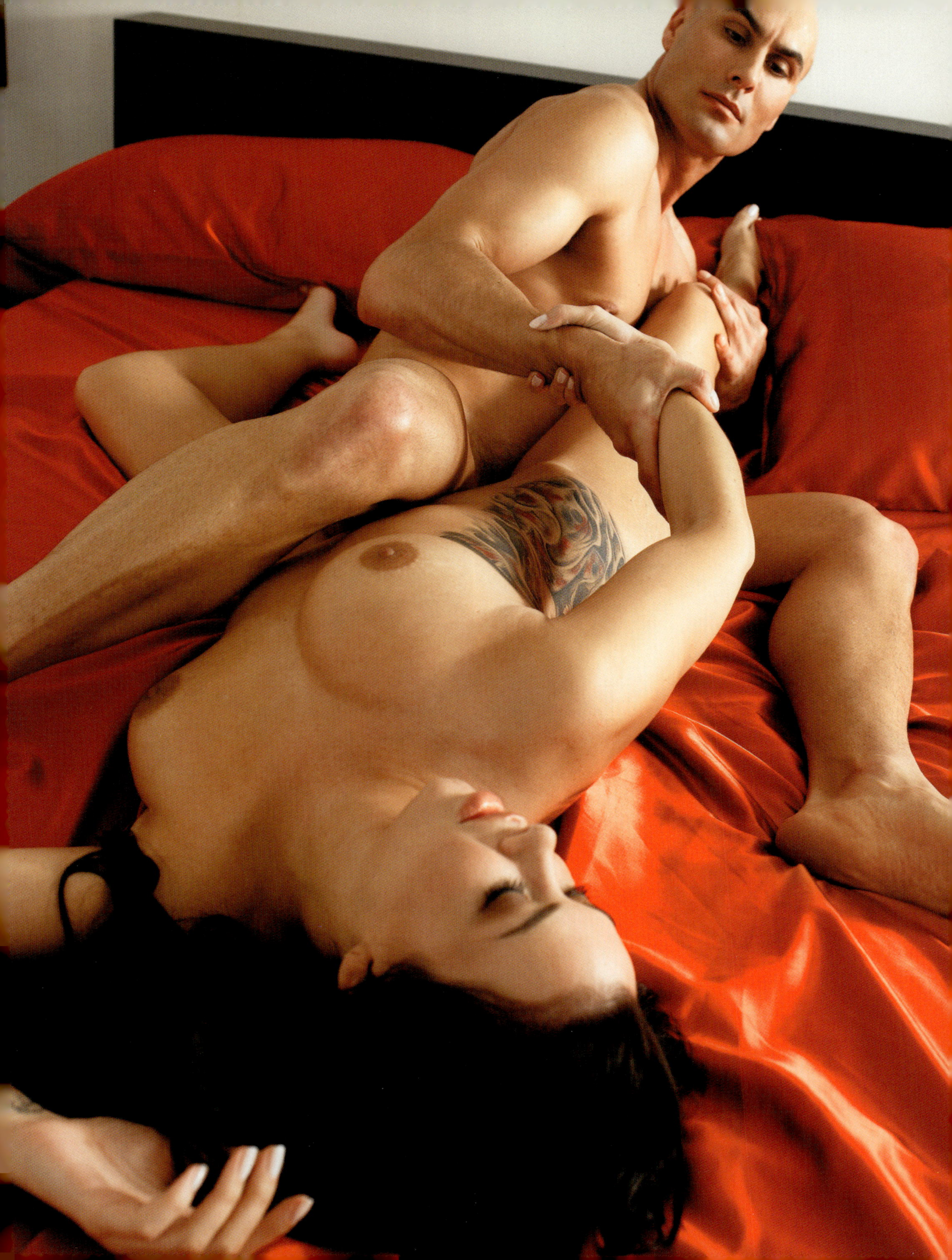

10 YIN UND YANG

{ Gegensätze, die eins werden }

IN DIESER STELLUNG sind das Männliche und Weibliche sowohl Gegensätze als auch eins – genau wie beim klassischen Yin-Yang-Symbol. Es ist eine gute Position für zärtlichen Sex oder um eine Pause in einem heftigen Liebesspiel einzulegen. Sie ist zudem ideal, um beim „Nachglühen" nach dem Orgasmus den Kontakt zum Partner nicht abreißen zu lassen. Das ist wichtig, damit Ihr Körper die sexuelle Energie, die Sie gerade geschaffen haben, aufnehmen kann.

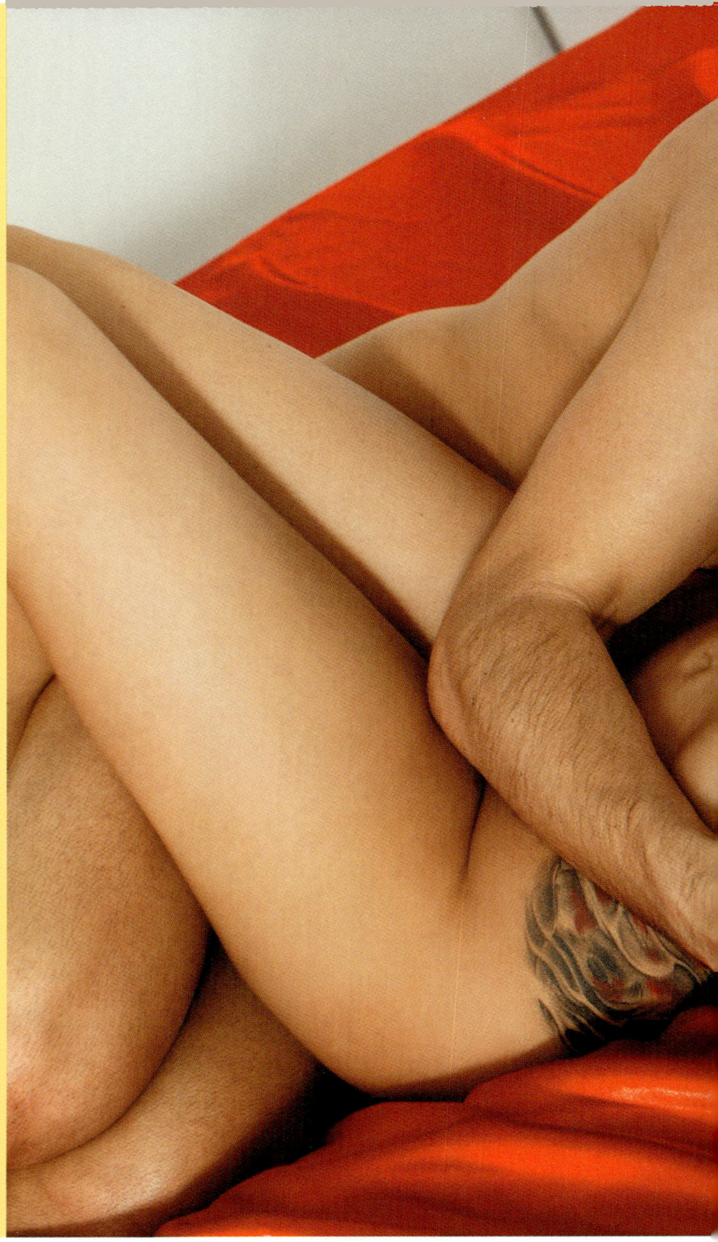

① Die Frau liegt auf dem Rücken und hat beide Arme über den Kopf gehoben. Das erlaubt ihr, tiefer zu atmen und ihr Herz völlig zu öffnen. Ihr Po und ihre Yoni sollten sich an den Vajra ihres Partners schmiegen, während ihre Beine auf seinen Hüften ruhen. Der Mann liegt auf der Seite in einer lotrechten

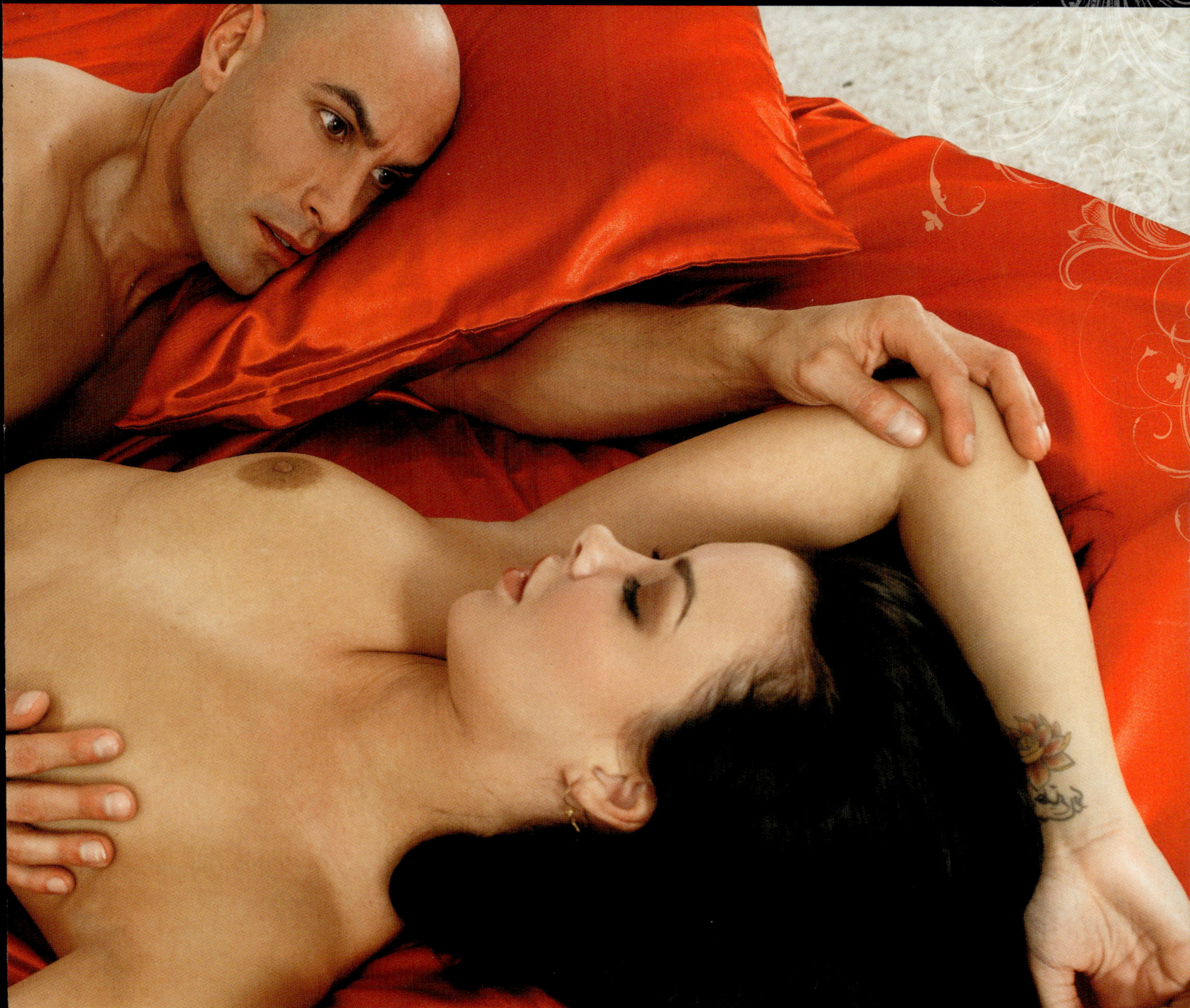

Position zu ihr. Mit einer Hand stützt er die Beine der Frau, die andere benutzt er, um ihren Körper zu streicheln. Ein Kissen unter dem Kopf sowie weitere in seinem Rücken geben ihm den notwendigen Halt, um sich völlig entspannen zu können.

② Um seinen Vajra zu erwecken und mehr Energie zu schaffen, kann sie ihn mit den Muskeln ihrer Yoni necken, während beide äußerlich unbewegt bleiben. Der „Knoten", den die beiden Becken in dieser Position bilden, zieht die sexuelle Energie, die während des Geschlechtsaktes entsteht, wie ein Magnet an. Vor oder nach dem Verkehr sorgt diese Position für Ausgeglichenheit zwischen den Partnern und für ein Gefühl der inneren Einheit.

11 DER KOKON

{ Eingehüllt in Glückseligkeit }

BEI DIESER INTIMEN UMARMUNG erfahren Paare ein Gefühl von Eingehülltsein in Liebe und Lust. Die wohlige Nähe, die diese Position ermöglicht, ist hervorragend geeignet für zärtlichen, einfühlsamen Sex, als Vorspiel oder als Abkühlung nach dem Liebesspiel.

„Deine Sexualität ist ein Liebesbrief von Gott, ein Wunder der Natur, das nur ein wahrhaft großzügiger und humorvoller Geist ersonnen haben kann. Ein Geist, der den Schmerz und das Gefühl des Gefangenseins kennt, das die Wesen auf der Erde plagt, und ihnen deshalb einen flüchtigen Blick auf das Paradies ermöglichen wollte."

—*Jalaja Bonheim*
„Aphrodite's Daughters"

① Der Mann kniet auf beiden Knien und sitzt auf den Fußsohlen, die Fußrücken sind ins Bett gedrückt. Je nachdem, wie beweglich er ist, kann es sinnvoll sein, ein weiches Kissen unterzulegen, sodass seine Hüften leicht angehoben und die Knie entlastet werden.

② Die Frau sitzt auf seinem Schoß, die Beine so um ihn geschlungen, dass sich ihre Füße hinter ihm berühren. Der Mann sollte seinen Vajra – ob erigiert oder nicht – so platzieren, dass sie ihn mit den äußeren Lippen ihrer Yoni necken kann. In dieser Position können Sie tief in die Augen Ihres Partners blicken – bis in sein Innerstes –, sich innig umarmen, sich den Rücken streicheln und sich leidenschaftlich küssen, um in Einklang mit Ihrem Partner zu kommen und sich dem Vergnügen zu öffnen.

③ Ist die Frau vollständig erregt, kann sie mit ihren Händen den Nacken ihres Geliebten umklammern, sich mit den Füßen abstützen und ihren Körper anheben, um ihn in sich aufzunehmen. Sie kann das schnell tun oder nur die Spitze seines Vajra verheißungsvoll reizen, indem sie das Becken so neigt, dass ihre Yoni kaum mit ihm in Kontakt kommt – bis beide schließlich um mehr betteln.

④ Der Mann unterstützt die Frau dadurch, dass er ihr Kreuz hält. Wenn sie genügend Halt hat, kann sie sich – seinen Nacken umfassend – zurücklehnen und sich vertrauensvoll seiner Umarmung hingeben. Durch entsprechendes Anheben der Beine und Wiegebewegungen kann die Frau den Penetrationswinkel nach ihren Wünschen bestimmen. Der Mann benutzt sein Becken und seine Arme, um seine Partnerin gefühlvoll hin und her zu wiegen und so einen Rhythmus der Ekstase zu finden.

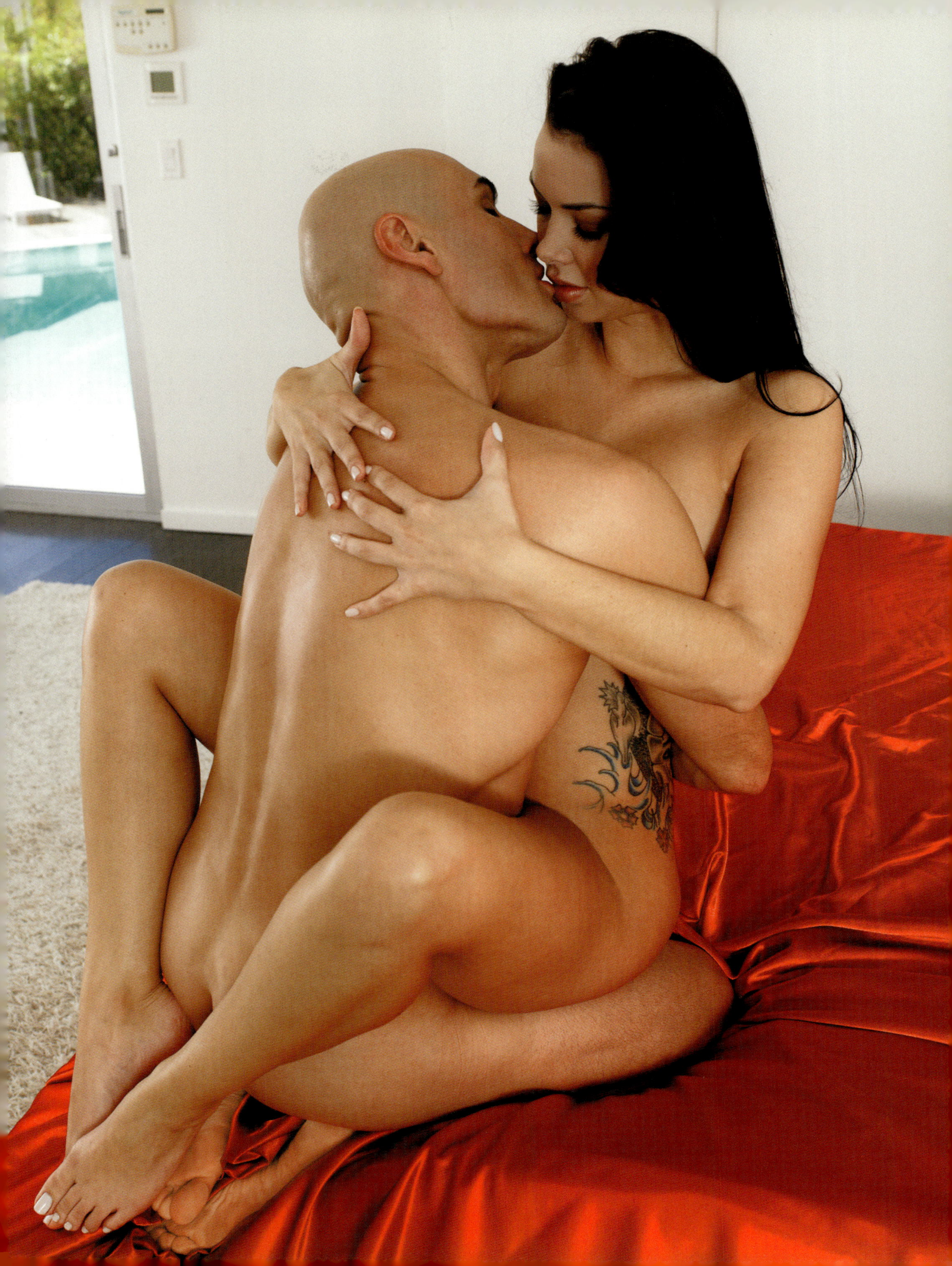

12 SIE ORAL VERWÖHNEN

Der saftigen Göttin huldigen

VATSYAYANA WIDMET DEM ORALVERKEHR im Kamasutra einige Aufmerksamkeit, einschließlich den Verboten zahlreicher Religionslehrer der damaligen Zeit. Sie hatten unter anderem behauptet, dass nur „unkeusche und liederliche Frauen" sowie Eunuchen an solchen Praktiken Gefallen finden. Vatsyayana kommt schließlich zu dem Ergebnis: „In allen Liebesdingen sollte sich jeder gemäß den Sitten seines Landes und seinen Vorlieben verhalten."

Und für die meisten Frauen ist das orale Verwöhnen ihrer Yoni eines der größten Vergnügen. Im Gegensatz zu anderen Körperteilen, die mehrere Funktionen erfüllen, dient die Klitoris nur einem Zweck: der Lust! Sie enthält über 8000 Nervenenden und damit mehr als die Lippen, die Fingerspitzen, die Zunge und jedes andere Körperteil. Die Liebkosung der Perle sowie der gesamten Vulva mit etwas so Zartem und Feuchtem wie dem Mund oder der Zunge ist extrem erotisch. Gleichzeitig ist es wohl auch die intimste sexuelle Freude, die man einer Frau bereiten kann, zumal sie hier extrem verwundbar ist.

Ist es beim Oralverkehr Ihre Absicht, den heiligsten Ort Ihrer Partnerin zu ehren, werden Sie ein großartiger Liebhaber sein. Ist es hingegen Ihr Ziel, sie möglichst schnell zum Höhepunkt zu bringen, wird sie das eher frustrieren als beflügeln. Denn eine allzu aggressive Zungenakrobatik vermittelt ihr sehr leicht den Eindruck, dass sie entsprechend „funktionieren" muss. Ebenso wird sie merken, wenn Sie sie nur deshalb oral verwöhnen, um möglichst schnell in sie eindringen zu können. Frauen haben ein sehr feines Gespür und nichts lässt jegliche Lust leichter verfliegen als diese Art von Druck.

Manche Frauen fühlen sich wegen des Geruchs, des Geschmacks oder des Aussehens ihrer Yoni gehemmt. Und auch Männer können diesbezüglich Vorbehalte haben. Aber vorausgesetzt, dass eine Frau sich regelmäßig wäscht, riecht und schmeckt eine Yoni – wie eine Yoni eben. Geruch und Aroma variieren von Frau zu Frau, sind aber in der Regel mild. Und denken Sie daran, dass der natürliche Duft einer Frau jede Menge Pheromone enthält, die speziell dazu gedacht sind, die Libido ihres Partners anzuregen. Wenn einer von Ihnen beiden in der Vergangenheit schlechte Erfahrungen mit Oralsex gemacht hat, dann versuchen Sie, diese auszublenden und noch einmal ganz von vorn anzufangen. Einer der sichersten Wege, ihrer Partnerin auf diese Weise Lust zu bereiten, ist, selbst welche dabei zu empfinden.

Behaglichkeit ist das Wichtigste beim Oralverkehr. Achten Sie darauf, dass Ihre Partnerin sich wohlfühlt und entspannt ist. Sie können sie bitten, sich so auf der Bettkante zu positionieren, dass Sie sich vor ihr hinknien können. Oder Sie tun, was sonst förderlich für Ihr Wohlbefinden als „Gebender" ist. Haben Sie auch keine Scheu, eine Pause einzulegen,

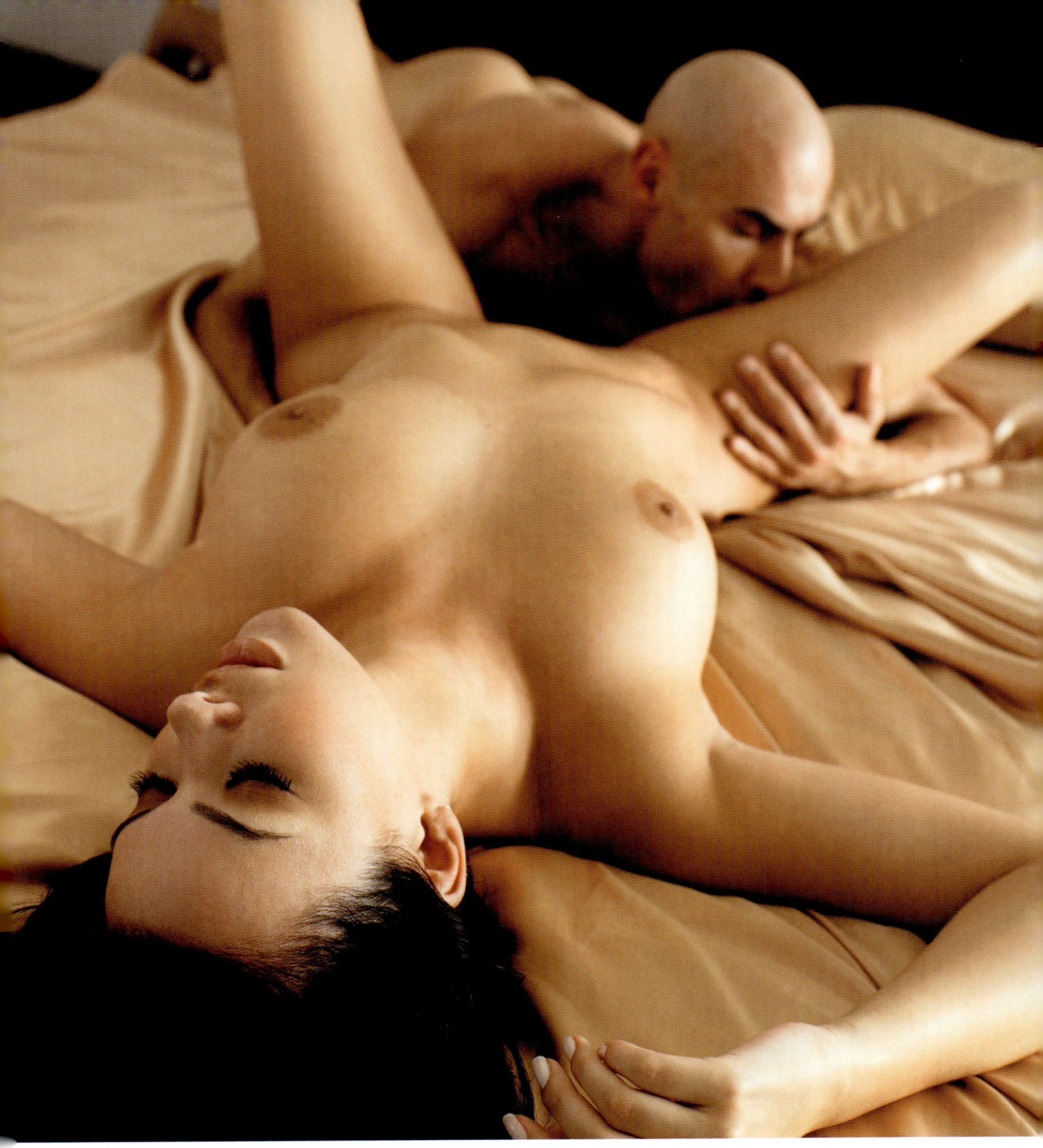

wenn Ihnen danach ist. Sie wird die Erregung Ihrer Partnerin eher noch steigern als abflauen lassen.

Bleiben Sie aber in einer anderen Form in Kontakt mit ihr, damit sie sich nicht allein gelassen fühlt, und sagen Sie ihr, was Sie fühlen. Denn sie wird es auf jeden Fall spüren, wenn Sie keinen Spaß daran haben, egal wie gut Sie es zu verbergen suchen. Sie braucht die Gewissheit, dass Sie sie auf diese Weise lieben möchten, damit sie entspannen und genießen kann.

Berücksichtigen Sie beim Oralverkehr (egal wer wen verwöhnt) stets folgende Punkte: Position, Bewegung, Geschwindigkeit und Druck. Die Position ist entscheidend – befinden Sie sich an der richtigen Stelle? Und bewegen Sie sich so, dass es Ihrem Partner den größtmöglichen Genuss bereitet? Führen Sie Ihre Bewegungen schnell beziehungsweise langsam genug aus? Stimmt der Druck oder möchte er es härter, fester, weicher oder zarter? Jeder einzelne dieser vier Punkte kann beim Oralverkehr für Lust oder Frust sorgen!

Wenn Sie Ihre Partnerin oral verwöhnen, seien Sie achtsam und ganz im Hier und Jetzt. Hören Sie auf ihren Atem und die Laute, die sie von sich gibt. Oder fragen Sie sie einfach: „Fühlt sich das gut an? Soll ich etwas anders machen?“ Wenn Sie wirklich neugierig sind, Ihre Partnerin ermuntern, ihre Wünsche mit Ihnen zu teilen, und erhaltenes Feedback nicht persönlich nehmen, wird die Vertrautheit zwischen Ihnen eine völlig neue Ebene erreichen.

Eine der Stärken des Männlichen ist seine Zielorientiertheit und Fokussierung. Aus diesem Grund schätzen es viele Männer, wenn ihre Partnerin gleich zu Beginn des Liebesspiels ihren Vajra ergreift. Das Gleiche bei einer Frau zu tun kann jedoch ein Fehler sein. Zu schnell vorzugehen und sich auf ihre Yoni zu stürzen erschreckt die meisten Frauen und verdirbt ihnen die Lust. Kümmern Sie sich daher erst um den restlichen Körper Ihrer Partnerin und *lassen Sie sich Zeit*. Warten Sie, bis Sie spüren, dass ihre Yoni darum bettelt, berührt zu werden.

Halten Sie einen Moment inne, um die Yoni Ihrer Partnerin zu bewundern. Betrachten Sie sie ganz genau und beschreiben Sie ihre Farbe, ihre Beschaffenheit und ihre Form. Finden Sie einige liebevolle Worte, die ausdrücken, wie sehr Sie sie schätzen und würdigen. Dann berühren Sie sie mit Ihrem Mund. Aber machen Sie sich nicht gleich über die Perle her, sondern necken Sie zunächst nur die äußeren Schamlippen – knabbern und schnuppern Sie daran. Mit steigender Erregung wird sich die Yoni weiter öffnen. Bewegen Sie nun Ihre Zunge zwischen den äußeren und inneren Lippen ihrer Vulva auf und ab – erst auf der einen Seite, dann auf der anderen.

Erst wenn Ihre Partnerin richtig erregt ist, richten Sie Ihre Bemühungen mehr auf ihre Perle. Schieben Sie die Vorhaut zurück, sodass sie freiliegt, und üben Sie mit Ihrer Zunge zart, aber bestimmt Druck auf sie aus. Führen Sie noch keine Bewegungen aus, sondern verweilen Sie mit Ihrer Zunge dort. Hat sich Ihre Partnerin an Ihre Anwesenheit hier gewöhnt, wird sie sich Ihnen vollständig öffnen, Sie noch tiefer in sich einlassen und Sie werden ihrer orgasmischen Energie begegnen.

Züngeln Sie nun kontinuierlich über ihre Perle. Versuchen Sie, sie sanft einzusaugen und dann wieder loszulassen. Sie können auch die Oberseite Ihrer Zunge benutzen, um damit von der Quelle der Yoni bis zu deren oberen Ende zu lecken. Abhängig von Ihrer und der Anatomie Ihrer Partnerin können Sie zudem mit Ihrer Nase Druck auf den Beckenknochen überhalb der Klitoris ausüben – etwas, das viele Frauen ebenfalls sehr erregend finden. Seien Sie kreativ – die Möglichkeiten sind unendlich!

Wenn Sie merken, dass Ihre Partnerin auf den Orgasmus zusteuert und ihre Yoni feucht wird, führen Sie einen *gut angefeuchteten Finger* ein (später vielleicht auch zwei oder mehr) und streicheln Sie die inneren Scheidenwände. Konzentrieren Sie sich dabei auf den vorderen, oberen Teil, etwa 3 bis 5 Zentimeter vom Eingang der Yoni entfernt, wo sich ihr heiliger Punkt befindet. Er wird sich etwas rauer und schwammiger anfühlen als die glatten Scheidenwände. Nachdem Sie ihn gefunden haben (auf der anderen Seite der Klitoris), üben Sie mit Ihrem Finger Druck von innen und mit der Zunge von außen aus.

Fahren Sie nun so lange mit rhythmischen Bewegungen von Mund und Finger(n) fort, bis Ihre Partnerin unmittelbar vor dem Höhepunkt steht. Das ist in der Regel ein guter Zeitpunkt, um Geschwindigkeit und Druck zu erhöhen. Sie können aber auch das Tempo drosseln oder eine Pause einlegen. Das hilft, wenn Ihre Partnerin „feststeckt“ oder zu sehr auf das Erreichen des Orgasmus fixiert ist, anstatt sich tiefer zu öffnen, sich zu entspannen und es einfach zuzulassen. Denken Sie jedoch, wenn Sie mit Ihrer Stimulation fortfahren, daran, dass Ihre Partnerin sich bereits in einem Zustand gesteigerter Erregung befindet. (Natürlich kann eine Pause so kurz vor dem Höhepunkt auch frustrierend sein, aber dann wird sie Ihnen hoffentlich sagen: „Nicht aufhören!“)

Erfasst schließlich die erste orgasmische Welle Ihre Partnerin, lecken und streicheln Sie sie weiter. Lassen Sie erst langsam nach, wenn sie den Gipfel erreicht. Ziehen Sie sich aber nicht zurück, sondern üben Sie stattdessen einen beständigen Druck auf ihre Yoni aus, sodass Ihre Partnerin sich „gehalten“ fühlt bei ihrem Ritt auf den Wellen der Glückseligkeit. Einige Frauen bevorzugen nur ein leichtes Nachlassen der Stimulation, da sie mehrere Orgasmen hintereinander bekommen können. Lösen Sie sich in diesem Moment von allen Gedanken und seien Sie ganz bei Ihrer Partnerin, dann können Sie nichts verkehrt machen. Stellen Sie sich vor, wie Sie Lust und Liebe in Ort ihren Körper senden. Bleiben Sie auch danach noch *so lange wie möglich* mit ihrer Yoni verbunden. Das gibt Ihrer Partnerin die Möglichkeit, die orgasmische Energie aufzunehmen.

Denken Sie ferner daran, dass eine Frau nicht unbedingt zum Höhepunkt kommen muss, um befriedigt zu sein. Auf diese Weise von Ihnen geliebt zu werden ist für sie höchst vergnüglich und heilsam – mit oder ohne Orgasmus.

13 IHN ORAL VERWÖHNEN

[Sich zu seinem Lichtstab hinabbeugen]

VERMUTLICH GIBT EINEM MANN nichts so sehr das Gefühl, geliebt und akzeptiert zu werden, als wenn eine Frau „ihn" in den Mund nimmt. Genau wie ihre Yoni ist auch der Mund einer Frau ein erlesener Ort, der warm, feucht und pulsierend ist. Im Kamasutra berichtet Vatsyayana von einer Vielzahl von Möglichkeiten, „Mund-Zusammenkunft" mit einem Mann zu praktizieren, wie zum Beispiel „Die Mango lutschen" (nur an der Eichel saugen) und „Ihn schlucken" (den Penis ganz in den Mund nehmen).

Skulpturen, die einen erigierten Lingam darstellen, findet man in ganz Indien, denn sie symbolisieren die heilige maskuline Kraft Shivas. Allerdings befindet sich an der Basis immer auch eine Yoni, welche an die Verbindung der männlichen und weiblichen Energien im Tanz des Lebens erinnert. Sie bereiten Ihrem Partner nicht nur Vergnügen, wenn Sie ihn auf diese Weise verwöhnen, sondern ehren gleichzeitig auch das heilige Männliche in ihm mit all seinen Qualitäten. Wenn Sie sich dieser Tatsache bewusst sind, werden Sie – unabhängig von Ihrer Technik – eine großartige Liebhaberin sein.

Viele der auf den Seiten 54 bis 57 beschriebenen Tipps und Techniken gelten auch hier. Denken Sie an die vier Punkte: Position, Bewegung, Geschwindigkeit und Druck. Zwar lassen sich Männer in einer Vielzahl von Positionen gern oral verwöhnen, aber ich möchte ihn einladen, sich zurückzulehnen, sich zu entspannen und loszulassen. Das ist auch für solche Frauen eine gute Position, die in der Vergangenheit negative Erfahrungen mit Oralsex gemacht haben. Sie ermöglicht es ihnen, die Kontrolle zu behalten.

Frauen benutzen ihren Mund oftmals als Werkzeug, um ihren Partner möglichst schnell zu erregen und zum Orgasmus zu bringen, damit „es" vorüber ist. Aber Oralverkehr ist viel aufregender, wenn man spürt, dass es dem „Ausführenden" auch Lust bereitet. Wenn Sie also Ihren Partner oral verwöhnen, dann konzentrieren Sie sich auf Ihren Mund und erforschen Sie, was *Sie* dabei fühlen. Erkunden Sie Ihren Gaumen, Ihre Lippen und den Mundboden, saugen, lecken und züngeln Sie. Vergessen Sie alles, was Sie über Ihren Partner und Oralsex zu wissen glauben. Versuchen Sie stattdessen, mit echter Neugier herauszufinden, was *Sie* antörnt und was sich für *Sie beide* gut anfühlt.

Denken Sie auch daran, dass ein Mann nicht unbedingt eine Erektion haben muss, um orale Freuden genießen zu können. Und hat er keine, heißt das nicht, dass Sie etwas falsch machen. Indem Sie seinen Vajra in all seinen Formen lieben, bejahen Sie die Ganzheit Ihres Partners und sind ganz im Hier und Jetzt. Abgesehen davon kann ein schlaffer oder halbsteifer Vajra Ihnen eine ganz neue Welt der oralen Genüsse eröffnen.

Für die meisten Männer ist der Anblick, wie Sie sich seines Vajra mit dem Mund annehmen, extrem erregend. Erinnern Sie ihn daher daran, seine Augen zu öffnen, und nehmen Sie möglichst oft Blickkontakt mit ihm auf. Sie können die sexuelle Energie in seinem Körper nach oben leiten und die Verbindung zu seinem Herzen aufrechterhalten, indem Sie von Zeit zu Zeit nach oben greifen und seine Brustwarzen berühren, seinen Brustkorb streicheln oder einfach nur Ihre Hand darauflegen.

Liebkosen Sie zu Beginn den gesamten Körper Ihres Partners. Haben Sie lange Haare, dann streichen Sie damit über seine Brust bis hinunter zu seinem Becken. Nehmen Sie sich einen Moment Zeit, um seinen Vajra zu bewundern, und erzählen Sie ihm, was Sie daran schätzen. Männer fühlen sich sehr geehrt, wenn Sie ihnen etwas über die Schönheit und Stärke ihres Vajra sagen. Umfassen Sie seine Deva Mani und streicheln beziehungsweise drücken Sie sie zart. Widmen Sie Ihre besondere Aufmerksamkeit dabei dem Perineum, der erogenen Zone zwischen Hodensack und Anus.

Wenn Sie bereit für seinen Vajra sind, beginnen Sie unten am Schaft und wechseln Sie zwischen Drücken mit der Hand und Saugen/Lecken ab. Versuchen Sie, Ihre Zunge um den Schaft herum zu bewegen (so als wollten Sie ein Band darumwickeln).

Dann nehmen Sie die Spitze seines Vajra in den Mund und verharren einige Atemzüge bewegungslos. Danach umschließen Sie mit Ihrem Mund die Eichel und necken sie mit Ihrer Zunge. Ebenfalls erfreuen wird es Ihren Partner, wenn Sie mit weit geöffnetem Mund und entspannter Zunge den Bereich rund um sein Frenulum stimulieren (das Bändchen, das die Vorhaut mit der Unterseite der Eichel verbindet).

Eine weitere Möglichkeit ist, seinen Vajra mit einer Hand fest an der Wurzel zu halten und mit Daumen und Zeigefinger der anderen Hand den unteren Eichelrand zu umkreisen. Anschließend weiten Sie diese rotierenden Bewegungen auf den gesamten Schaft aus, während Sie die Eichel kontinuierlich mit Ihrer Zunge verwöhnen. Auch hier gilt: Seien Sie kreativ – die Möglichkeiten sind endlos.

Wenn er sich dem Höhepunkt nähert, wird er wahrscheinlich wollen, dass Sie sowohl Druck als auch Geschwindigkeit erhöhen. Sorgen Sie für ausreichend Feuchtigkeit. Verwenden Sie jede Menge Speichel, insbesondere wenn Sie viel mit der Hand „arbeiten“. Indem Sie seinen Vajra fest an der Wurzel halten, können Sie verhindern, dass er tiefer in Ihren Mund eindringt, als Sie möchten. Steht er kurz vor dem Orgasmus, üben Sie mit Ihrem Daumen oder Zeigefinger sanft Druck auf sein Perineum aus – das wird ihn auf eine neue Ebene der Ekstase katapultieren.

Wenn es Ihnen unangenehm ist, dass er in Ihrem Mund kommt, sprechen Sie dies im Vorfeld an, damit er Sie rechtzeitig warnen kann. Allerdings ist das Schlucken gar nicht so schwer: Der Geschmack von Sperma ist mild, es steckt voller Energie und Ihr Partner wird Sie dafür lieben.

14 DER HEILIGE KREIS

{ Die himmlische 69 }

WÄHREND WIR DIE STELLUNG, in der sich zwei Partner gleichzeitig oral befriedigen, als „69" bezeichnen, heißt es im Kamasutra: „Wenn ein Mann und eine Frau in umgekehrter Anordnung beisammen liegen – mit dem Kopf in Richtung der Füße des jeweils anderen – und in dieser Weise zusammenkommen, dann nennt man das die ‚Zukunft der Krähen'." (Ich vermute, die Krähen im alten Indien waren kreativer als die, die in meinem Garten krächzen – obwohl diese Stellung sie sicherlich zum Schweigen bringen würde.) Ich mag den Namen „Heiliger Kreis", da bei dieser Art des Oralverkehrs ein goldener Ring aus Energie zwischen Ihnen entsteht, der Ihr Einssein auf eine vollkommen neue Ebene bringt.

Die Schwierigkeit, die einige bei dieser Stellung haben, ist das Gefühl der geteilten Aufmerksamkeit: Genießt man die Freuden, die einem der Partner bereitet, vergisst man vielleicht, selbst welche zu bereiten – und umgekehrt. Doch mit ein wenig Übung und der Vorstellung von einem Energiering, der sich um beide schlingt, verwischen die Grenzen zwischen Geben und Nehmen. Sie werden immer weniger zwischen den Empfindungen Ihres Mundes und Ihrer Genitalien unterscheiden können. Sie werden vielmehr das Gefühl haben, Musizierender und Instrument gleichzeitig zu sein. Das ist die Einheit des heiligen Kreises.

Zwar ist es ebenfalls sehr reizvoll und sexy, wenn die Partner übereinander liegen, aber wir konzentrieren uns auf die seitliche Variante, um die Gleichwertigkeit von männlich und weiblich sowie das Einssein zu betonen.

Richten Sie Ihre Aufmerksamkeit zu Beginn auf den Fluss der sexuellen Energie zwischen Ihnen und weniger auf die „Ausführung" beziehungsweise darauf, den Partner zum Orgasmus zu bringen. Mit seinem Mund auf ihrer Yoni und ihrem Mund auf seinem Vajra bilden beide einen perfekten Energiekreis. Stellen Sie – als Mann – sich vor, wie Sie Ihre Liebe, Lust und Hingabe direkt in die Yoni Ihrer Partnerin atmen, und beobachten Sie, wie sie durch ihre Hüften weiter nach oben in ihr Herz und schließlich in ihren Mund fließen. Dort vermehren sie sich und strömen durch Ihren Vajra zurück in Ihren Körper – wo Sie sie über Ihren Atem erneut auf die Reise schicken. Und der Kreislauf setzt sich fort, indem Sie – als Frau – sich vorstellen, wie Sie diese Energie durch Ihren Mund in sein Sex-Chakra fließen lassen und beobachten, wie sie durch seinen Körper strömt und schließlich durch seinen Mund wieder in Ihre Yoni und von dort aus zurück in Ihren Mund gelangt.

Benutzen Sie Ihr Ein- und Ausatmen, um diesen goldenen Kreis orgasmischer Energie zwischen Ihnen zu errichten. Achten Sie dabei auf die Atmung

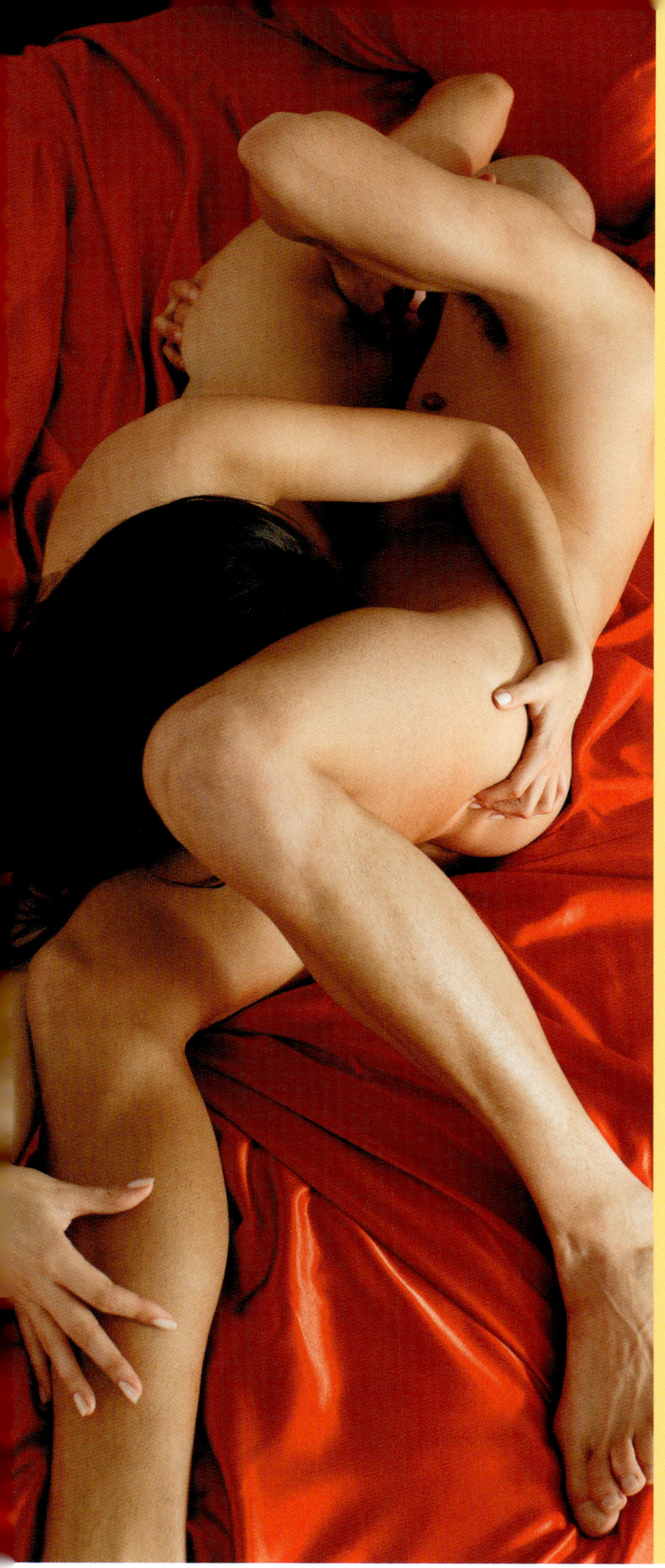

Ihres Partners und finden Sie einen gemeinsamen Rhythmus. Nach einer Weile kehren Sie dann die Richtung um. Stellen Sie sich nun vor, wie Sie mit Ihrem Mund die Energie über ihre oder seine Genitalien *aufnehmen*, statt sie an diese *weiterzugeben*. Beobachten Sie, wie sie durch Ihren Mund in Ihren Körper und schließlich in Ihr Sex-Chakra fließt. Von dort geben Sie die Energie an Ihren Partner zurück. Spüren Sie den Unterschied, ob die Energie Ihre Wirbelsäule hinauf- oder hinabströmt. Die hinaufströmende Energie bringt Sie mehr mit dem spirituellen und himmlischen Bereich in Kontakt, während die hinabströmende Sie mit dem irdischen Bereich verbindet.

Gleichzeitig den Höhepunkt zu erreichen kann eine wunderbare Erfahrung sein, aber setzen Sie sich deswegen nicht zu sehr unter Druck. Obwohl es im Film immer so mühelos aussieht, gelingt es Paaren in der Realität eher selten. Allerdings erhöht diese Stellung zusammen mit der Atemübung sowie die extreme Verbundenheit und die direkte orale Stimulation Ihre Chancen auf einen gleichzeitigen Orgasmus erheblich. Trotzdem sollten Sie nicht zu hart daran arbeiten. Und achten Sie auf Ihre Zähne, wenn einer oder beide von Ihnen den Gipfel der Lust im heiligen Kreis erreicht.

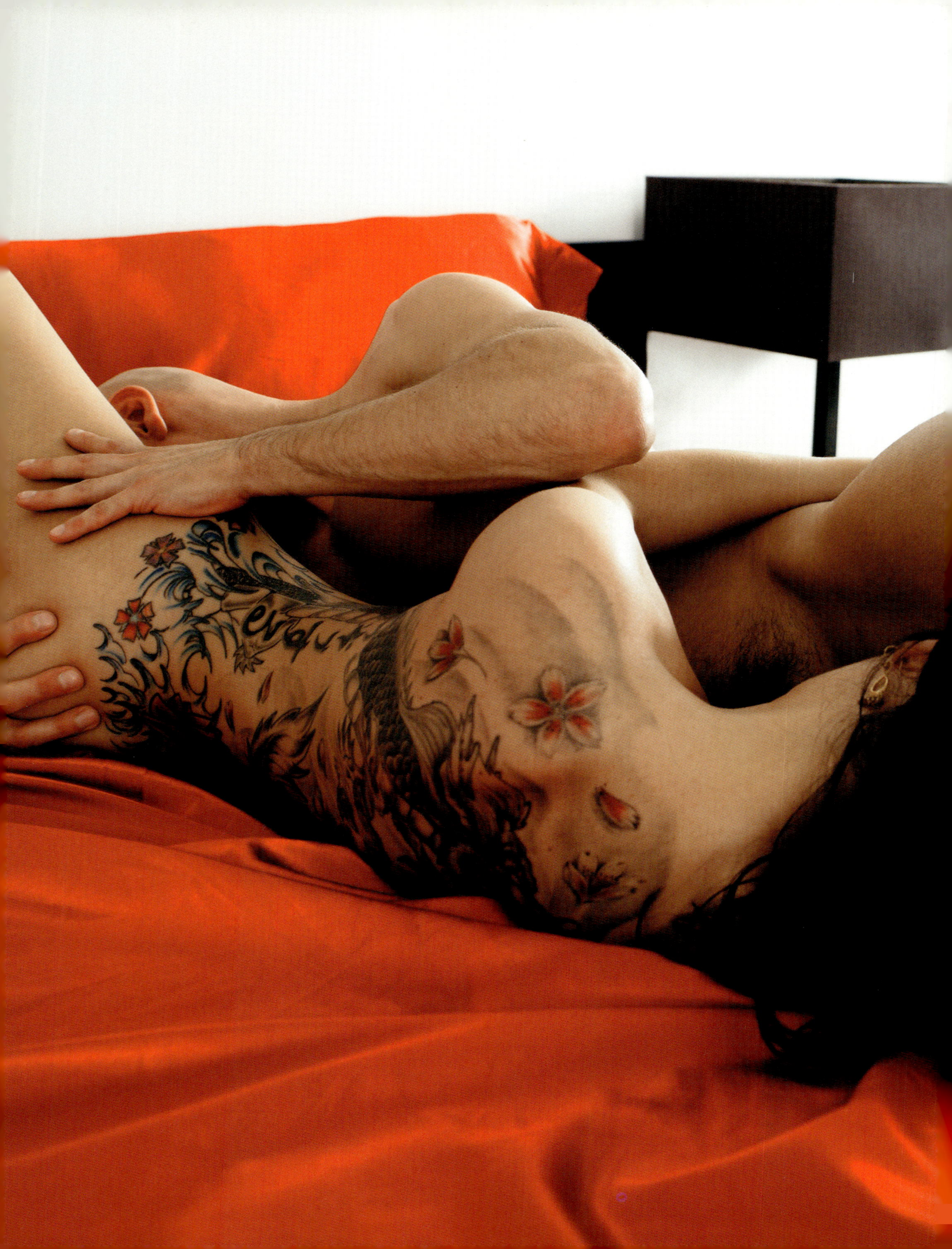

Nehmen Sie sich Zeit

Wenn Sie gerade frisch verliebt sind, steht Sex ganz oben auf Ihrer Prioritätenliste. Warum ins Kino oder ins Restaurant gehen, wenn man sich vor dem offenen Kamin lieben kann? In einer Langzeitbeziehung dagegen wird der Sex oftmals auf das Ende eines anstrengenden Tages verschoben oder noch schnell nach dem Aufstehen „erledigt", bevor man sich ins Getümmel des Tages stürzen. Unser modernes Leben stellt zahllose Ansprüche an uns, doch die Wahrheit ist, dass wir für das, was uns wichtig ist, trotzdem immer Zeit finden. Wenn Sie also nicht so oft oder so lange Sex haben, wie Sie es eigentlich möchten, ist es Zeit für eine Neubewertung.

Planen Sie regelmäßig einen halben oder ganzen Tag ein, an dem Sie nichts anderes machen, als sich zu lieben. Keine Sorge: Das heißt nicht, dass Sie die ganze Zeit Geschlechtsverkehr haben sollen. Erforschen Sie gegenseitig Ihren Körper, berühren Sie sich, lecken Sie, saugen Sie. Erzählen Sie sich, was Sie an Ihrem Partner schätzen, blicken Sie in seine Seele, baden Sie gemeinsam, lesen Sie sich Liebesgedichte vor, machen Sie zusammen ein Nickerchen, schmusen Sie – die Möglichkeiten sind unendlich ... Versuchen Sie einmal, Ihr Liebesspiel so zu gestalten, dass Sie beide danach mehr Liebe empfinden als vorher. Oder anders gesagt: Machen Sie Ihre Liebe spürbar.

Und hier noch ein Hinweis für alle Eltern, die sich ständig um ihre Kinder kümmern: Es gibt nichts Wichtigeres für Ihre Kinder als *glückliche Eltern*. Also investieren Sie auch Zeit in Ihre Beziehung.

Errichten Sie einen Altar

Ein anderer Weg, das Heilige in Ihrem Liebesspiel anzurufen, ist, einen Altar zu errichten. Dieser kann so schlicht oder aufwendig sein, wie Sie es möchten. Sie können sogar ein Hotelzimmer in einen heiligen Ort verwandeln, indem Sie aus einigen mitgebrachten Gegenständen dort ebenfalls einen Altar errichten.

Suchen Sie sich einen kleinen Tisch, bedecken Sie ihn mit einem Tuch und schmücken Sie ihn mit Dingen, die Sie mit Liebe und Sinnlichkeit verbinden: Fotos von Ihnen und Ihrem Partner, Karten/Briefe, die Sie sich geschrieben oder kleine Geschenke, die Sie sich gemacht haben. Sorgen Sie dafür, dass dabei sowohl das Männliche als auch das Weibliche repräsentiert ist – vielleicht in Form eines aufrechten Kristalls oder einer Statue zusammen mit runden Steinen oder Blütenblättern. Halten Sie im Alltag stets Ausschau nach Gegenständen, die Sie beide mögen. Sie können auch religiöse oder spirituelle Symbole einbeziehen, die Ihnen etwas bedeuten. Der Altar selbst kann entweder Teil Ihres heiligen Ortes sein oder Sie verwenden ihn, um davor zu meditieren oder gemeinsam mit Ihrem Partner ein Ritual auszuführen.

Flamme

AUS DEN FUNKEN DES STREICHHOLZES ENTSTEHT EINE HELLE FLAMME. WIR BEOBACHTEN, WIE DAS GOLDENE LICHT MEHR UND MEHR AN STÄRKE GEWINNT. EINE MISCHUNG AUS WEISS, GOLD, ORANGE, ROT UND BLAU – DIE DISTANZ ZWISCHEN UNS SCHWINDET. DIE FLAMMEN DER LUST ANFACHEND, FÜHRT SIE IHR KAMASUTRA-WEG NUN IN WÄRMERE GEFILDE MIT STELLUNGEN, DIE IHRE WANGEN ERRÖTEN LASSEN UND IHREN PULS ERHÖHEN WERDEN.

15 YAB YUM

{ Die schönste aller Vereinigungen }

EINE DER SCHÖNSTEN STELLUNGEN des Kamasutra, Yab Yum, symbolisiert die Einheit von Shiva und Shakti, des Männlichen und Weiblichen. Im fernen Osten werden Gottheiten oftmals auf der heiligen Lotusblüte thronend dargestellt. In dieser Position wird der Schoß des Mannes zum Thron seiner Göttin. Eine perfekte Position für das Vorspiel und um Energie aufzubauen. Sie erlaubt Ihnen, sich zu umarmen, sich tief anzublicken und sich leidenschaftlich zu küssen. Doch Vorsicht: Wenn auch noch Atem und Bewegung hinzukommen, wird es ganz schnell heiß!

① Der Mann sitzt im Schneidersitz mit ein paar strategisch platzierten Kissen: eines unter seinem Po, sodass sich seine Hüften nach vorne neigen und höher sind als die Knie, sowie (falls nötig) eines unter jedem Knie, das ihn stützt. Sein Rücken ist gerade, seine Hände ruhen auf seinen Knien.

② Dann setzt sich die Frau auf seinen Schoß und schlingt – sofern möglich – ihre Beine um seine Taille, wobei sich die Fußsohlen hinter ihm berühren. Auch sie kann, falls nötig, ein stützendes Kissen unter ihren Po schieben. Nun sind alle Energiezentren der beiden Partner aufeinander ausgerichtet, inklusive Genitalien, Kopf und Herz. Vor dem Verkehr sollte sein Vajra so positioniert werden, dass er gegen die Lippen ihrer Yoni gepresst ist. So können beide sich tief in die Augen sehen, während sie die sexuelle Energie die Wirbelsäule hinauf lenken und ihrem Partner einhauchen.

③ Hat der Mann schließlich eine Erektion und ist die Frau bereit, penetriert zu werden, kann sie ihren Körper anheben und sich auf seinen steifen Vajra setzten. Beim Einatmen wirft sie den Kopf in den Nacken, wölbt den Rücken leicht und kippt das Becken nach hinten.

④ Beim Ausatmen neigt sie Kopf und Becken nach vorne und zieht die Bauchdecke Richtung Wirbelsäule. Der Mann spiegelt ihre Bewegungen und passt sich ihrem Atem an. Diese Schaukelbewegung aktiviert die Kundalini, die sexuelle Energie, die am unteren Ende der Wirbelsäule ruht.

⑤ Haben Sie schließlich einen gemeinsamen Rhythmus gefunden, versuchen Sie, die Rollen zu tauschen. (Die Frau zieht sich beim Einatmen zusammen, während er den Rücken bei Ausatmen nach hinten wölbt.) Diese Veränderung wird ganz neue Empfindungen und Sinnesfreuden hervorrufen.

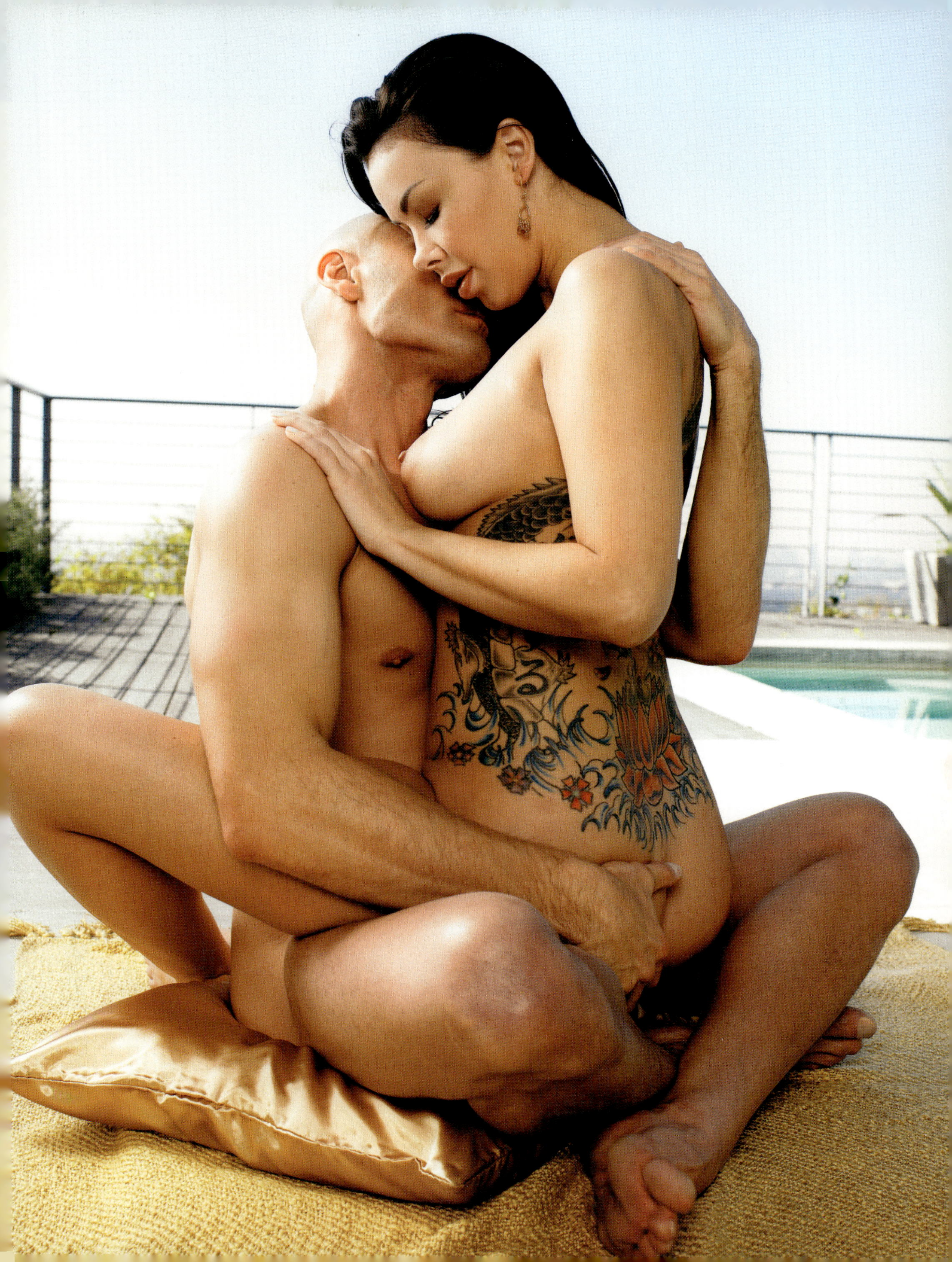

16 DIE ROLLENDE HALTUNG

Eine Yab-Yum-Variante

BEI DIESER VARIANTE der Yab-Yum-Stellung bewegen sich Mann und Frau behutsamer, wodurch sie subtilere Empfindungen erleben. Sie erfordert von beiden Einfühlungsvermögen sowie Harmonie in den Bewegungen und ist deshalb gut geeignet, um das Männliche und Weibliche auszubalancieren. Da die Partner bei dieser Position einander zugewandt sind, können sie sich tief in die Augen blicken und so in das unter der Oberfläche ruhende Göttliche des jeweils anderen eintauchen.

① Der Mann sitzt aufrecht, entweder im Schneidersitz oder mit aneinandergelegten Fußsohlen (wodurch er einen „Sitz" für die Frau schafft). Er sollte entweder ein festes Kissen oder eine zusammengefaltete Decke sowohl unter seinen Po als auch seine Beine (falls nötig) legen, damit seine Beine abgestützt und seine Hüften etwas erhöht sind.

② Die Frau sitzt zwischen seinen Beinen und umschlingt ihn mit ihren Beinen so, dass sich ihre Füße hinter seinem Rücken berühren, oder sie stellt sie auf dem Boden hinter ihm ab. In dieser Position können sich die Partner einander tief in die Augen (und die Seele) schauen, sich küssen und umarmen, während sie sexuelle Energie aufbauen.

③ Als Nächstes hält sich die Frau mit einer Hand am Nacken oder an der Schulter des Mannes fest und hebt das gegenüberliegende Bein leicht an. Indem sie die Seiten wechselt, kann sie die ganze Bandbreite der Gefühle erforschen, welche diese Position in ihrer Yoni auslöst. Mithilfe der Beinbewegung kann sie zudem ihre Yoni verkürzen und anspannen.

④ Gleichzeitig rollt der Mann seine Hüften von einer Seite zur anderen, wodurch die Empfindungen ebenfalls variieren. Er kann sich dabei entweder an ihrer Hüfte beziehungsweise ihrer Pobacke festhalten (auf der Seite des nicht angehobenen Beins) oder er streckt beide Arme nach hinten und stützt sich darauf ab.

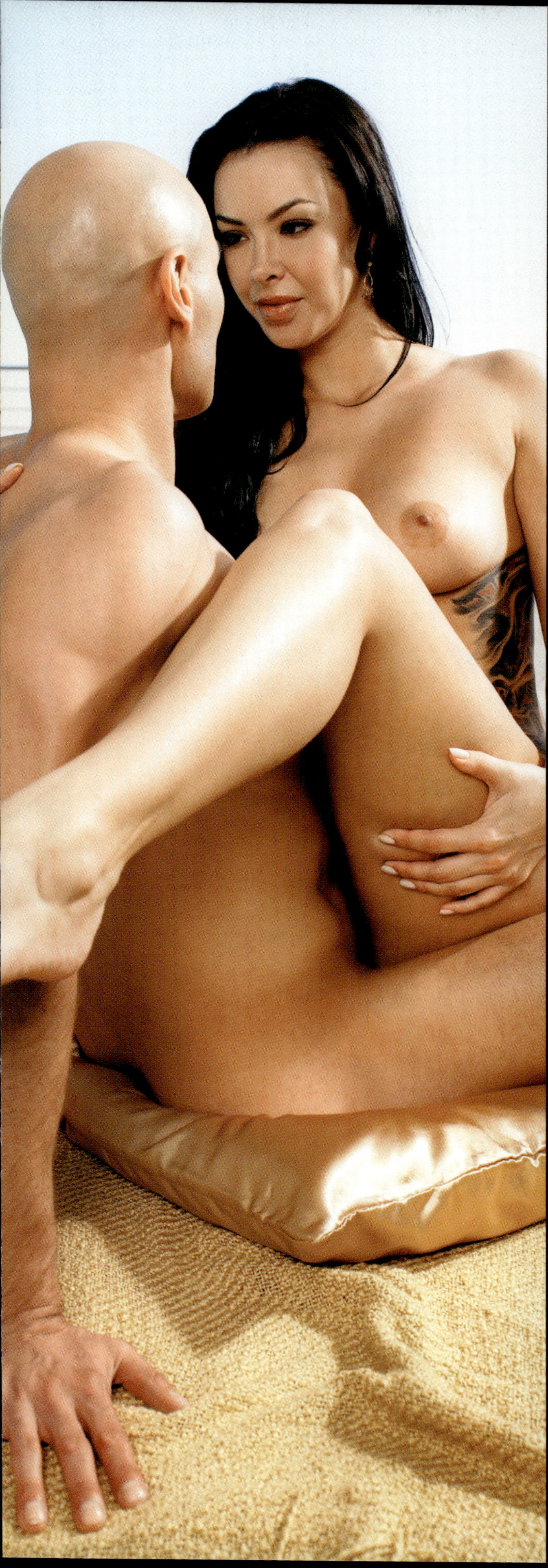

Die Liebespumpe

Diese einfache Übung kann Ihr Liebesleben stärker verändern und mehr sexuelle Energie wecken als jede andere. Dieses auch als Kegelübungen bekannte Training bezeichne ich gern als die Liebespumpe, bei der es darum geht, Ihren Pubococcygeus-Muskel – kurz PC-Muskel – anzuspannen. Das ist der Muskel, den Sie benutzen, um den Urinstrahl zu stoppen. Sowohl Männer als auch Frauen besitzen ihn.

Die gesundheitlichen Vorteile eines starken PC-Muskels sind beträchtlich, warum die Kegelübungen auch so häufig von Ärzten empfohlen werden. Was Sie aber vielleicht nicht wissen, ist, dass sich ein gut trainierter PC-Muskel auch extrem positiv auf Ihren Sex auswirken kann. Machen Sie daher täglich Ihre Liebespumpe-Übungen, indem Sie Ihren PC-Muskel rhythmisch an- und entspannen. Versuchen Sie, auf 100 Wiederholungen pro Tag zu kommen – Sie können immer und überall trainieren, ohne dass es jemand merkt. Der PC-Muskel lässt sich sehr schnell in Form bringen und wird Ihnen schon bald Lust im Überfluss bereiten.

Wenn Sie die Liebespumpe anwenden, während Ihr Partner in Ihnen ist, kann das für ihn sogar noch erregender sein, als selbst zuzustoßen. Aber auch Ihr Verlangen und Ihre Empfänglichkeit steigen, wenn Sie Ihren PC-Muskel sowie Ihre Vaginalmuskeln trainieren. Es ist sogar möglich, dass Sie sich nur mithilfe der Liebespumpe selbst zum Orgasmus bringen. Überlegen Sie nur, welche Möglichkeiten Ihnen das eröffnet, meine Damen!

Männern kann die Liebespumpe größere Kontrolle über ihren Orgasmus verleihen. Ihre Ausdauer wird steigen und mit entsprechendem Training werden sie eventuell sogar multiple Orgasmen erleben können, ohne zu ejakulieren. Das ist vielleicht der wichtigste aller Sex-Tipps, denn diese einfache Übung wird Ihre Empfänglichkeit und Ihre Lust dramatisch erhöhen.

17 DAS SCHMUCKKÄSTCHEN

Ein Edelstein von hinten

DIESE STELLUNG HAT DEN VORTEIL, dass sie für den Mann sehr behaglich ist. Er kann sich entspannt zurücklehnen und gleichzeitig den Anblick seiner Partnerin bewundern, die mit dem Rücken zu ihm auf seinem Vajra reitet. Der Frau bietet diese Position ein hohes Maß an klitoraler Stimulation sowie einen Penetrationswinkel, der sie neue Lustpunkte entdecken lassen wird.

① Der Mann sitzt mit ausgestreckten Beinen und geöffneten Knien, um sich der Hüftbreite seiner Partnerin anpassen zu können. Dabei lehnt er gegen ein Möbelstück oder eine Wand, die mit einem Kissen gepolstert ist. Die Frau schmiegt sich – mit dem Rücken zu ihm – zwischen seine Beine. Bis er entsprechend erregt ist, kann der Mann seinen Vajra in ihre Pofalte legen, während er ihren Nacken küsst und sie streichelt. Er kann sie einladen, sich zurückzulehnen und völlig seiner starken männlichen Umarmung hinzugeben – eine Geste, die nicht nur ihr Herz öffnet, sondern auch Liebe und Vertrauen erzeugt.

② Die Frau kann ihren Po verführerisch an ihn pressen und ihn langsam kreisen lassen und gleichzeitig ihr Becken nach vorne und nach hinten wölben, während sie sanft seine Beine streichelt. Sind beide bereit, hebt sie ihren Körper an und lässt sich auf seinen Vajra sinken. Danach kann einer der Partner oder auch beide gemeinsam für die notwendige Bewegung sorgen. Diese Position ist weniger für tiefes Stoßen geeignet, sondern fördert die Wahrnehmung zarterer Empfindungen.

③ Während sie auf seinem Vajra reitet oder kreist, kann sich die Frau an seinen Oberschenkeln festhalten und sich auf den gestreckten Armen abstützen. Der Mann verwendet seine Arme oder die Kraft seines Oberkörpers dazu, sein Becken nach vorne zu kippen und sich in ihr zu bewegen. Mann und Frau können sich aber auch abwechseln – einer entspannt sich und empfängt, während der andere für die gemeinsame Lust aktiv ist.

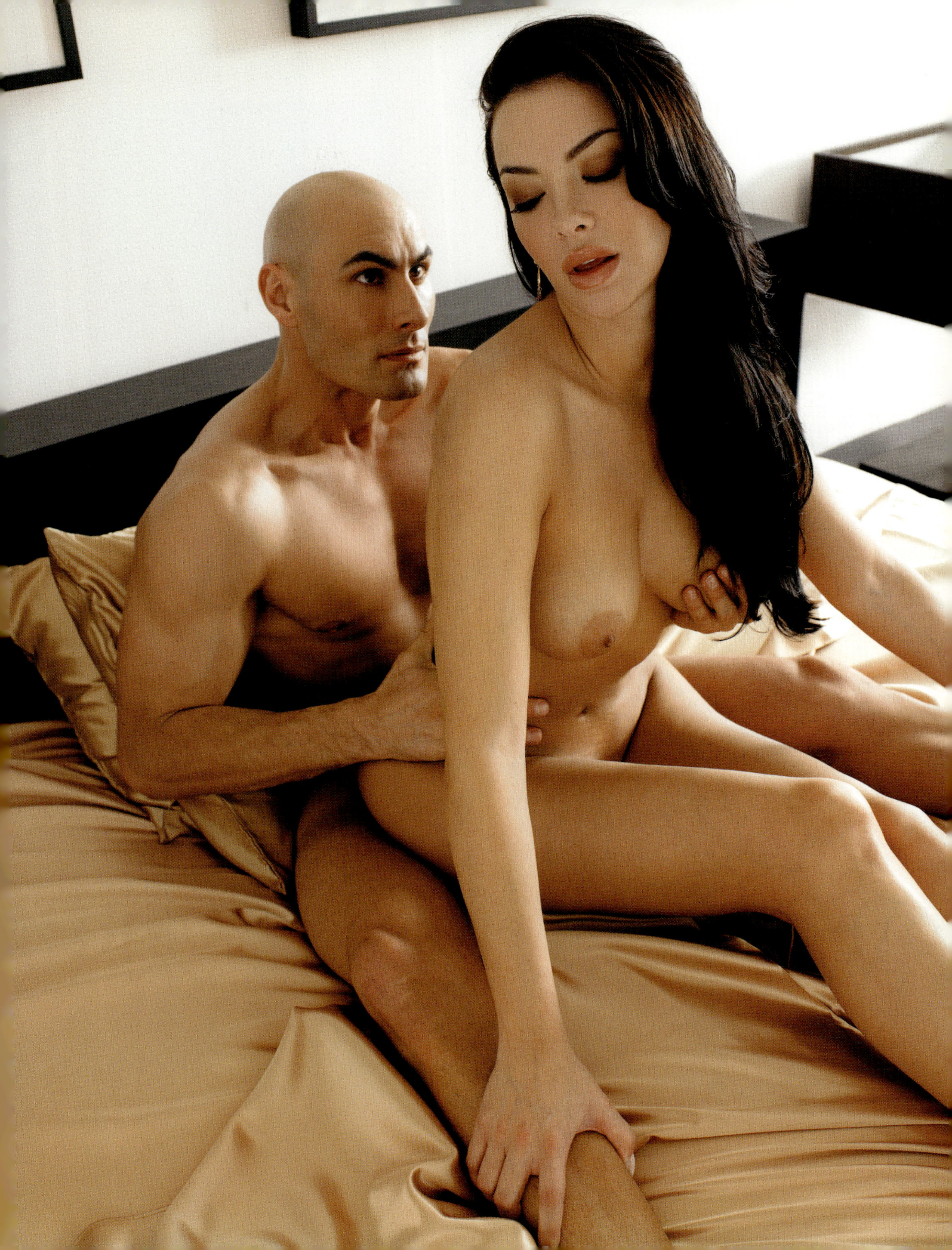

18 SCHLUCKEN

Tiefe Erfüllung der Begierde

DER NAME DIESER STELLUNG bezieht sich in diesem Fall nicht auf den Mund, sondern auf die Yoni der Frau, die den geliebten Partner hier geradezu „verschluckt“. Die feste Umklammerung seines Vajra und das tiefe Eindringen können für beide extrem lustvoll sein.

„Die wahre Befreiung der Erotik liegt darin, zu akzeptieren, dass sie Millionen Facetten hat. Zuallererst müssen wir uns von unseren Schuldgefühlen frei machen. Danach ist es wichtig, offen zu bleiben für die Überraschungen, die sie für uns bereithält, und für die verschiedenen Erscheinungsformen, in denen sie auftritt. Und schließlich muss sie mit der Liebe zu einem besonderen Menschen verschmelzen. Das Ganze gut vermengt mit Träumen, Fantasien und Gefühlen garantiert die höchste Wirksamkeit.“

Anaïs Nin, „In Favor of the Sensitive Man“

① Die Frau liegt auf dem Rücken, ihre Knie sind geschlossen und an den Oberkörper herangezogen. Diese Haltung gibt ihre Yoni völlig ihrem Partner preis und macht diese darüber hinaus enger und kürzer – ein Anblick, den der Mann vermutlich sehr erregend finden wird. Er kann die sexuelle Energie zwischen ihnen zusätzlich steigern, indem er ihre Yoni sanft mit seinem Vajra neckt.

② Wenn er schließlich in sie eindringt, legt sie ihre Fußgelenke um seinen Nacken. Je nachdem, wie gelenkig sie ist, kann sie die Knie so weit anziehen, dass ihre Oberschenkel ihre Brüste berühren. Zusätzlich beugt auch er sich nach vorne und küsst sie leidenschaftlich, sofern sie beweglich genug ist. Dabei hält sie sich an seinen Oberarmen fest.

③ Alternativ kann sie die Arme über den Kopf nehmen – als Geste der totalen Unterwerfung. Das öffnet zudem ihr Herz sowie ihr Hals-Chakra, was tiefere Empfindungen und stärkere Gefühlsäußerungen in ihr aufsteigen lässt. Danach kann er seine Finger mit ihren verflechten und sie mit seiner Liebe und seinem Verlangen festhalten.

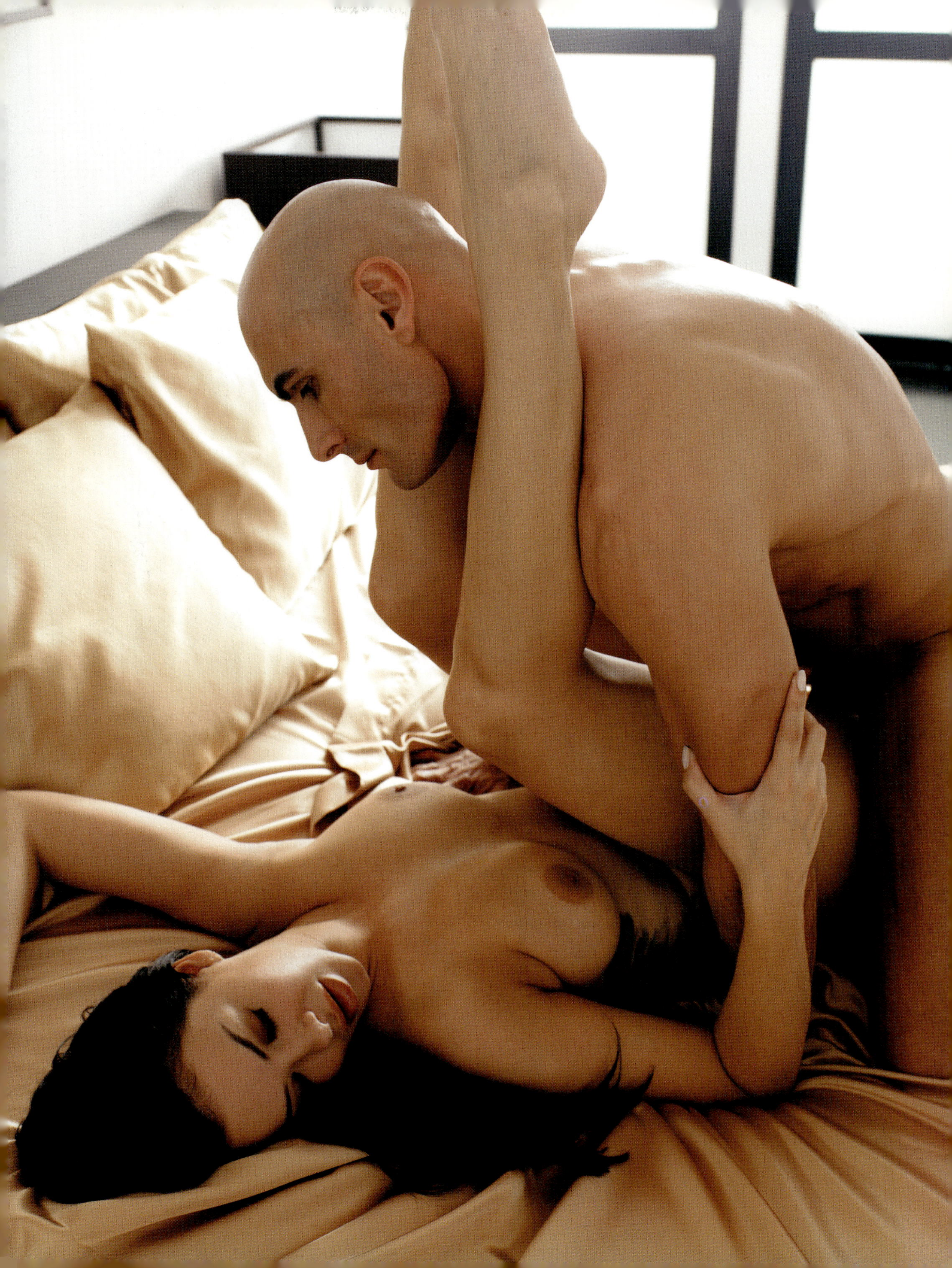

19 DIE PRESS-STELLUNG

{ Lustvolles Drücken und Ziehen }

DIESE ALTERNATIVE zur Schluck-Stellung nennt Vatsyayana treffenderweise die Press-Stellung. Sie hat die gleichen Vorteile wie Erstere, weicht jedoch leicht davon ab, was neue köstliche Empfindungen ermöglicht. Da der Oberkörper des Mannes dabei aufrechter ist, hat er einen besseren Blick auf das Geschehen. Die Füße der Frau ruhen nicht auf seinen Schultern, sondern sind flach gegen den Brustkorb des Mannes gedrückt, sodass sie aktiver am erotischen Tanz der beiden teilnehmen kann.

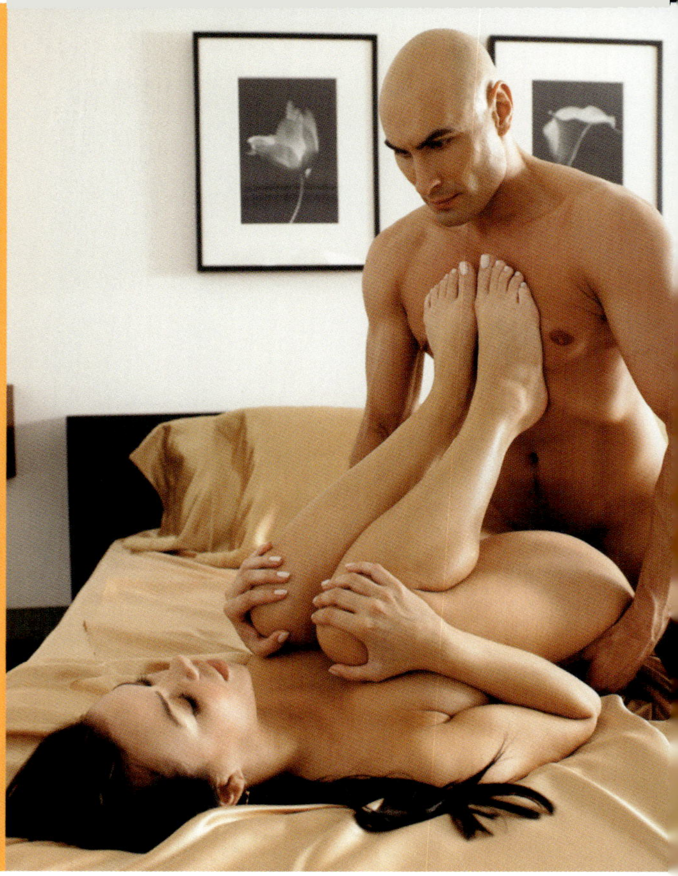

① Die Frau liegt auf dem Rücken. Ihre Knie sind geschlossen und an den Oberkörper herangezogen, ihre Füße ruhen flach auf der Brust des Mannes. Bei dieser Position drückt sie die gesamte Zeit die Beine zusammen und hält mit ihren Händen ihre Knie fest.

② Der Mann kniet vor der Frau und bringt seine Hüfte und sein Becken in eine Linie mit ihrer Yoni, um in sie einzudringen. Falls nötig, kann er ihre Hüften mit seinen Händen anheben oder ein Kissen darunter platzieren. Seine Knie sind weit geöffnet und befinden sich jeweils seitlich von ihren Hüften – an denen er sich festhält, um seine Bewegungen zu kontrollieren, wobei er zwischen flachen und tiefen Stößen abwechselt. Er kann zusätzliche sexuelle Energie aufbauen, indem er sie mit seinem Vajra neckt, bis sie darum bettelt, ganz genommen zu werden.

③ Mithilfe ihrer Füße kann die Frau in dieser Position selbst für Bewegung sorgen und sie der seinen anpassen. Zudem kann sie ihre Hüften anheben und den Winkel ihres Beckens so verändern (durch Kippen nach vorne oder hinten beziehungsweise zur Seite), wie es ihr am meisten Lust bereitet. Mit ihren Fußsohlen spürt sie seinen Herzschlag und die Stärke seiner Brust sowie die Energie, die er ihr beim Zustoßen sendet.

④ Auch der Mann kann zwischen der aktiven und der empfangenden Rolle wechseln. Übernimmt sie den aktiven Part, kann er die Arme nach hinten strecken und sich entspannt zurücklehnen, während er sein Becken nach vorne drückt und die Freuden genießt, die seine Partnerin ihm bereitet.

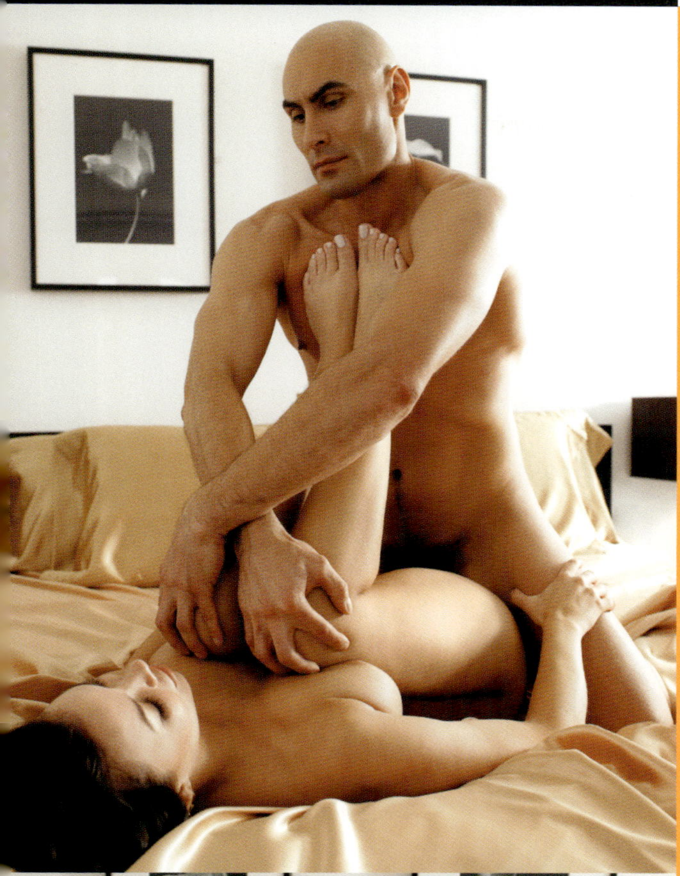

PUJA

20

Eine Variante der Press-Stellung

ALTERNATIV KANN DER MANN seine Handgelenke überkreuzen und mit der rechten Hand das rechte Knie beziehungsweise mit der linken Hand das linke Knie seiner Partnerin festhalten. Puja ist ein Begriff aus dem Sanskrit, das eine bestimmte Form der Verehrung oder einen heiligen Kreis beschreibt. Indem er seine Hände an den Handgelenken überkreuzt, bildet er einen Ring aus Herzenergie, die er seiner Partnerin senden kann. Außerdem hat er in dieser Position mehr Kraft, um ihre Knie zusammenzudrücken. Das erlaubt ihr, ihre Beine zu entspannen, während ihre Yoni seinen Vajra noch fester umarmt.

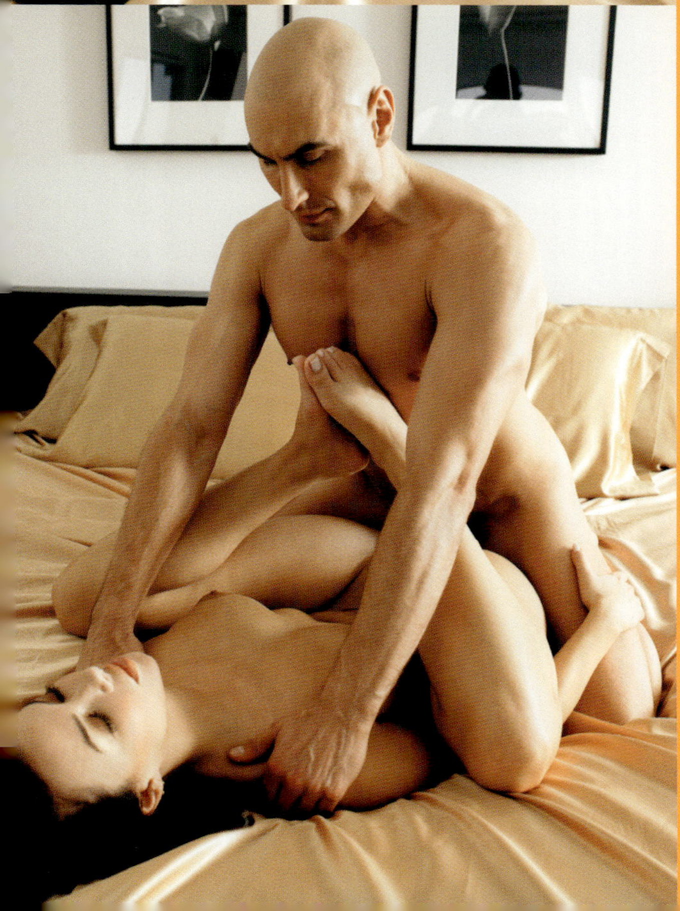

DIE KRABBE

21

Eine seitliche Variante der Press-Stellung

BEI DIESER VARIANTE platziert die Frau ebenfalls ihre Füße auf der Brust des Mannes, legt aber die Fußsohlen aneinander und öffnet ihre Knie weit. Nach dem Eindringen führt der Mann keine Stoßbewegungen aus, sondern die Frau bewegt sich von einer Seite auf die andere – ähnlich dem Krabbeln einer Krabbe. Für viele Frauen ist diese Art der Bewegung ungeheuer heilsam und erregend. Der Mann verharrt ruhig und bietet ihr seinen Vajra als Medizin an, während sie nach der Bewegung forscht, die ihr am meisten Lust bereitet (und ihm sicher auch).

22 DIE BLÜHENDE ROSE

{ Betrachten Sie ihre Blüte }

DIESE SINNLICHE STELLUNG ist für beide Partner sehr entspannend. Der Mann lehnt dabei mit dem Rücken gegen ein Möbel und hat so die Hände frei, um ihren Körper zu streicheln oder sie zu sich heranzuziehen. Die Frau liegt mit angehobenen Beinen auf dem Rücken und sammelt die sexuelle Energie in ihrem Becken an.

① Der Mann sitzt mit ausgestreckten Beinen vor einem Sofa, einem Sessel oder einem niedrigen Bett, sodass sein Rücken gut abgestützt ist. Die Frau legt sich mit den Füßen voran zwischen seine Beine. Dann streckt sie sich und atmet tief ein, sodass sich ihr Brustkorb dehnt und einer Rose in voller Blüte gleicht. Das ist die perfekte Gelegenheit für ihn, seine Partnerin einige Momente bewundernd zu betrachten und seine Wertschätzung zum Ausdruck zu bringen, während sie seine Liebe empfängt und seine Blicke genießt.

② Sind beide bereit, streckt der Mann seine Hände aus und zieht seine Partnerin sanft an den Hüften zu sich heran. Oder sie bewegt sich verführerisch Zentimeter für Zentimeter auf ihn zu, bis er schließlich in sie eindringen kann.

③ Während er beginnt, mit dem Becken zuzustoßen und einen Rhythmus zu etablieren, der für beide angenehm ist, hebt sie die Beine an und legt sie auf seine Schultern. Er kann seine Hüften erst im und dann gegen den Uhrzeigersinn kreisen lassen. Diese Stellung ist zudem ideal dazu geeignet, ihre Klitoris zu stimulieren – was entweder er oder sie selbst übernehmen kann, während er zusieht, wie ihre Lust wächst.

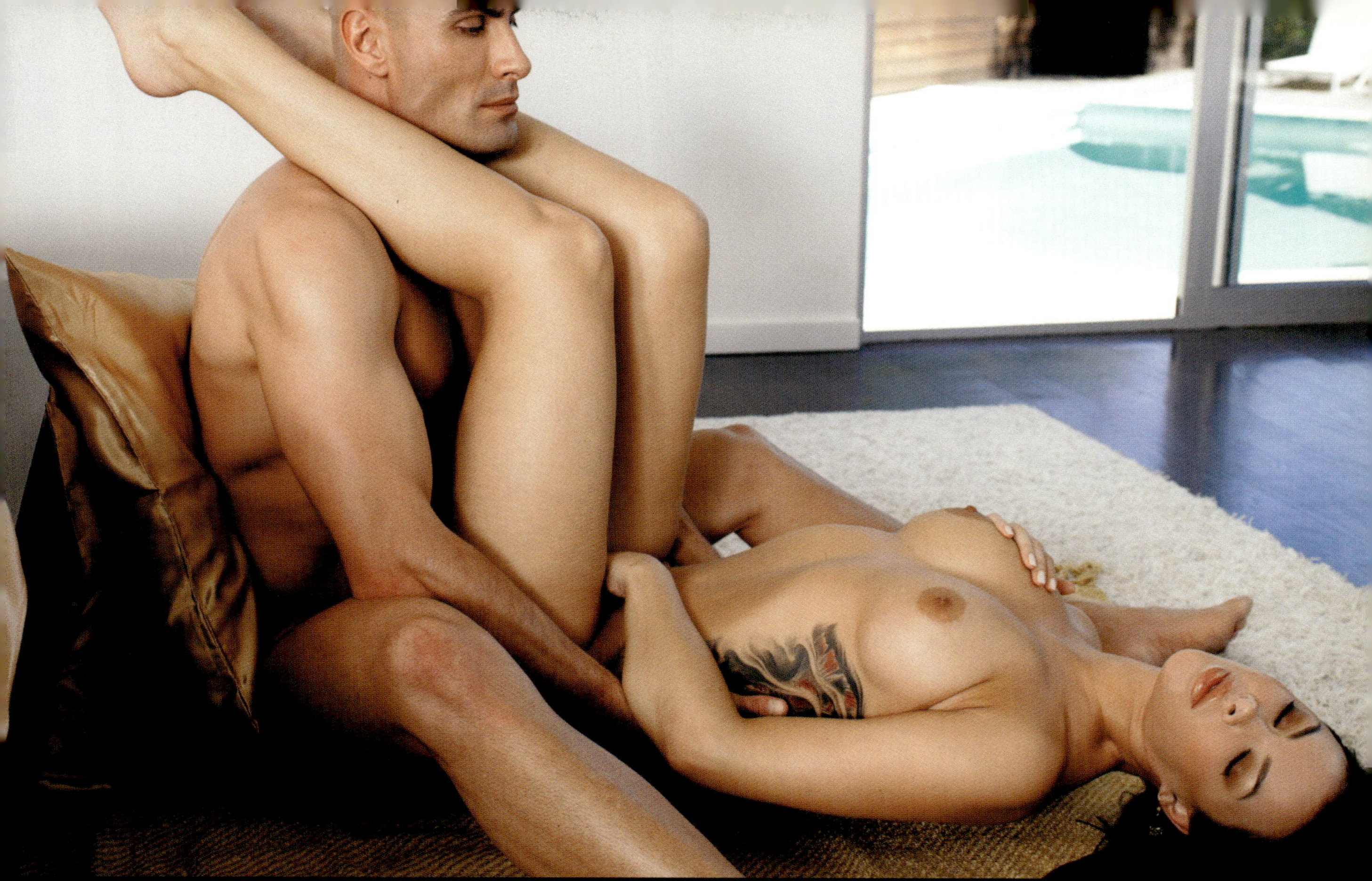

Der Atem des Lebens

Weil Atmen etwas so Grundlegendes ist, wird es oft vernachlässigt. Doch wenn Sie der ultimative Liebhaber werden und ihre Sexualität über das Bekannte hinaus erforschen wollen, ist die Atmung der Schlüssel. Vor allem da die meisten Menschen nur einen Bruchteil ihrer Lungenkapazität nutzen. Eine erhöhte Sauerstoffzufuhr beruhigt den Geist, belebt den Körper, versetzt Sie ganz ins Hier und Jetzt, kurbelt die Dopamin-Produktion im Gehirn an (ein „Glückshormon") – die Liste ist endlos. Atmen Sie im Gleichklang mit Ihrem Partner, steigt der Erregungslevel, die Empfindungen werden intensiver und die Orgasmen stärker.

Es gibt eine Vielzahl von Möglichkeiten, dieses gemeinsame Atmen zu trainieren. Verlangsamen und vertiefen Sie Ihren Atem, indem Sie jeweils bis sechs zählen, bevor Sie ein- beziehungsweise ausatmen. Dabei können Sie entweder parallel atmen oder sich abwechseln (Sie atmen ein, Ihr Partner aus). Um die sexuelle Energie nach oben zu pumpen, eignet sich besonders der Feueratem. Halten Sie den Mund geschlossen und atmen Sie in kurzen, schnellen Stößen aus. Kümmern Sie sich nicht um das Einatmen, das geschieht automatisch. Nach drei Minuten atmen Sie dann wieder einige Atemzüge normal und wiederholen die Übung, wenn Sie möchten. Achten Sie auch auf Ihren Atem, wenn Sie den Höhepunkt erreichen. Besonders Frauen tendieren dazu, kaum zu atmen oder – noch schlimmer – den Atem anzuhalten. Nutzen Sie Ihre Atmung und Sie werden einen sehr viel intensiveren Orgasmus erleben! Stellen Sie sich beim Einatmen vor, Sie „saugen" die orgasmische Energie aus Ihrem Becken über die Wirbelsäule bis zum Scheitelpunkt Ihres Kopfes. Diese Art der Atmung wird Ihnen einen Höhepunkt bescheren, der den ganzen Körper erfasst.

23 DER KAMELHÖCKER

{ Im Stehen und von hinten }

DIESE STELLUNG IST IDEAL für eine tiefe Penetration. Männer mögen sie, weil sie bequem stehen, während sie ihre Partnerin von hinten bewundern können. Abhängig davon, wie beweglich sie ist, kann die Frau ihre Schultern sowie ihre Wirbelsäule entspannen und sich ganz dem Gefühl des Ausgefülltwerdens hingeben. Die gebückte Haltung versorgt zudem ihren Kopf mit frischem Blut und neuer Energie.

Feuchtigkeit

Die Bedeutung von Gleitmittel kann nicht stark genug betont werden. Denn je feuchter sie ist, desto besser fühlt es sich für beide an. Die natürliche Produktion von Scheidenflüssigkeit variiert aber stark und ist abhängig vom Zyklus der Frau, von den Hormonen, ihrer Stimmung, ihrem Alter sowie vielen anderen Faktoren. Sie ist also nicht zwingend ein Indikator dafür, wie erregt sie ist.

Suchen Sie ein Gleitmittel aus, das Sie beide mögen (am besten ein möglichst natürliches, da die Frau es durch Ihre Yoni in ihren Körper aufnimmt), und haben Sie es immer griffbereit. Verwenden Sie es großzügig und gehen Sie spielerisch damit um, damit die Frau es nicht als Anklage versteht. Da das Vaginalgewebe sehr empfindlich ist, feuchten Sie immer Ihre Finger an, bevor Sie ihre Yoni berühren. Auf diese Weise wird sie sich Ihnen viel leichter öffnen und Sie aufnehmen.

① Die Frau beugt sich nach vorn und wölbt ihre Wirbelsäule nach oben (daher der Name dieser Stellung). Ist sie gelenkig genug, kann sie sich mit den Händen am Boden, ansonsten an ihren Waden abstützen. Vor ihr aufgestapelte Kissen und Polster verleihen ebenfalls Komfort und Stabilität.

② Der Mann legt seine Hände auf ihre Hüften und führt seinen Vajra in ihre Yoni ein. Diese Position ist für den Mann nicht nur aufgrund des Penetrationswinkels sehr stimulierend, sondern auch deshalb, weil er so freien Blick auf das Geschehen hat. Je nachdem, wie beweglich die Frau ist, kann sie nach oben schauen und ebenfalls den Anblick – aus ihrem anderen Blickwinkel – genießen.

③ Um das Vergnügen zu verlängern, verlangsamt er seine Bewegungen beziehungsweise legt Pausen ein, um durchzuatmen und ihre Brüste und ihren Bauch zu streicheln. Dieser zusätzliche Halt gibt der Frau die Möglichkeit, den Kopf anzuheben und die erhöhte Blutzufuhr zu ihrem Kopf und Oberkörper zu genießen.

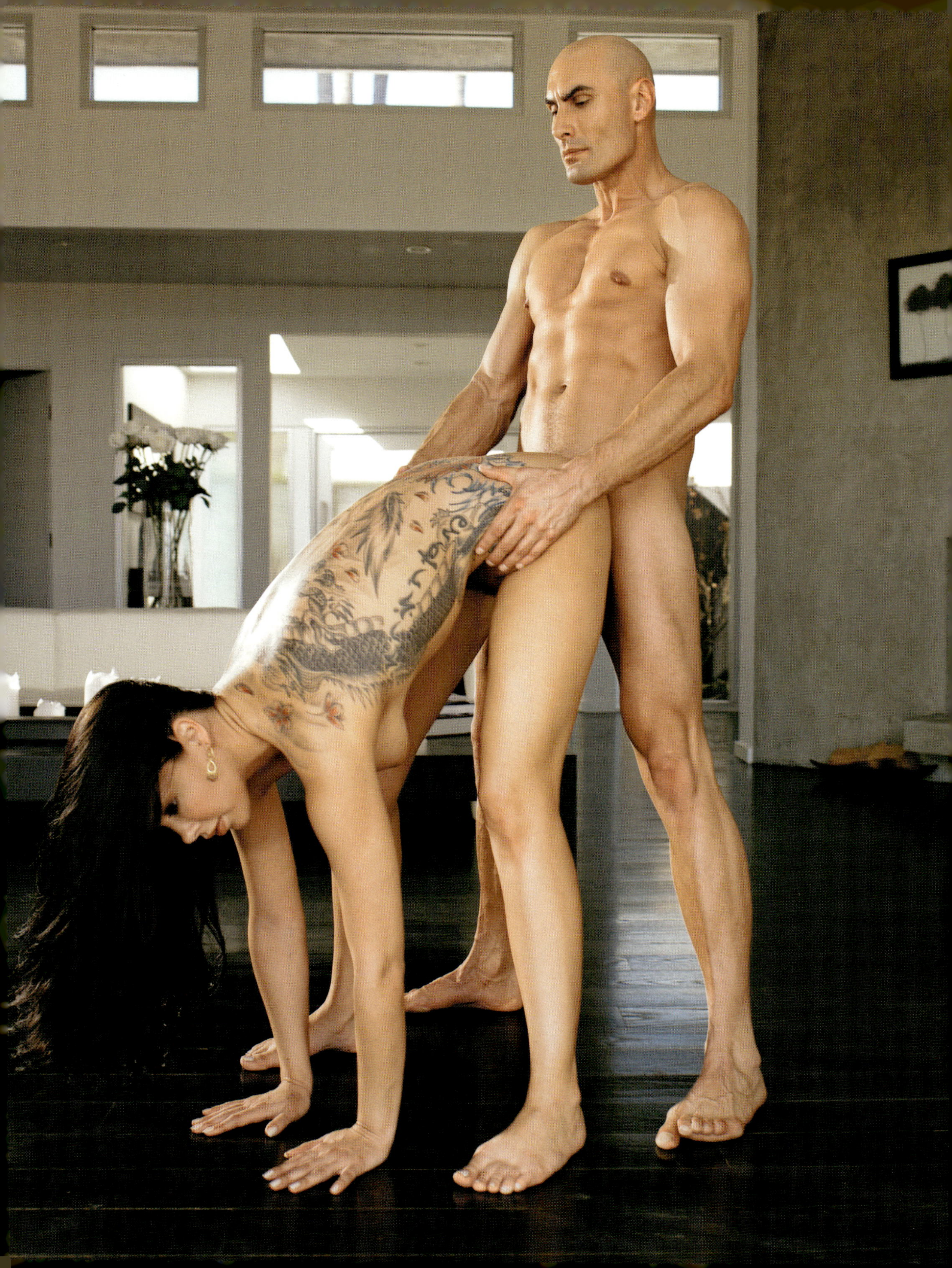

24 ZUSAMMENKUNFT MIT EINER KUH

{ Eine Variante des Kamelhöckers }

DIESE BELIEBTE VARIANTE des Kamelhöckers hat keinen ganz so klangvollen Namen, ist dafür aber bequemer, da sie hierbei auf allen vieren kniet, während er sie – so beschreibt es das Kamasutra – „wie ein Bulle besteigt". Sie kann wie beim Kamelhöcker ihren Rücken nach oben wölben, dann aber auch die gegenläufige Bewegung ausführen, indem sie ihren Kopf in den Nacken wirft, ins Hohlkreuz fällt und den Rücken nach vorne und hinten schwingt. Diese Bewegung ermöglicht zahlreiche Genüsse, die es zu erforschen gilt. Für noch mehr Abwechslung kann er sie an den Hüften halten und verschiedene Stoßtechniken ausprobieren.

Alternativ kniet er nur auf einem Bein und winkelt das andere an, sodass sein Fuß flach auf dem Boden oder Bett steht. Diese Position erlaubt einen anderen Penetrationswinkel, der neue Wellen orgasmischer Lust in beiden entfesseln kann.

Eine Alternative für sie besteht darin, sich auf die Ellenbogen zu stützen und den Oberkörper auf den Unterarmen beziehungsweise auf einem Kissen (mit dem Gesicht zur Seite) abzulegen. Auch das verändert den Penetrationswinkel und kann eine stärke Stimulation ihres G-Punkts bewirken.

„Solange Ihre Sexualität nicht Teil Ihres Selbsts ist – einschließlich Ihres spirituellen Selbsts –, wissen Sie nicht wirklich, wer Sie sind."

Deepak Chopra, „Kama Sutra"

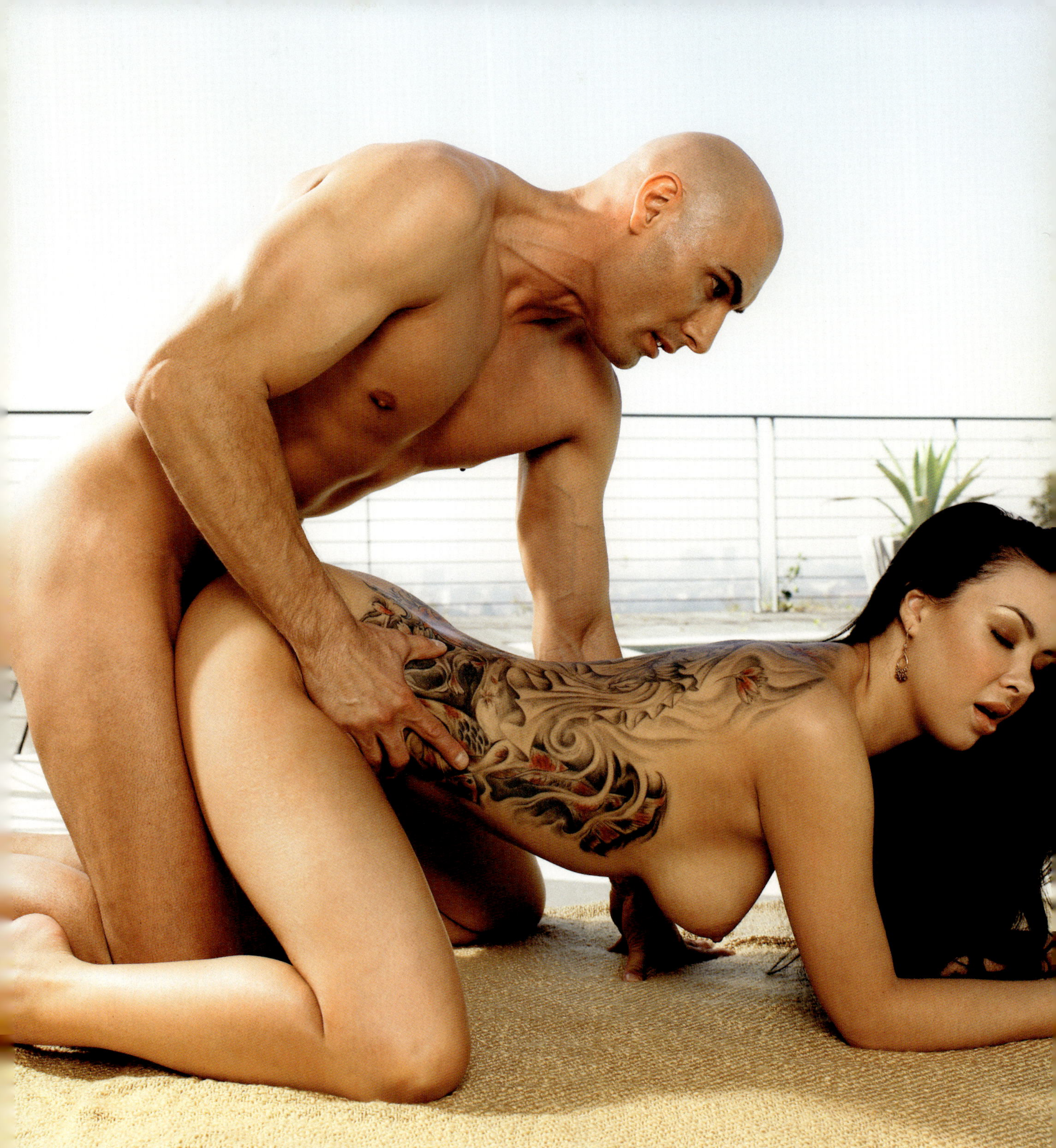

25 LAKSHMI

{ Die Göttin auf Ihnen verändert Ihre Welt }

LAKSHMI, EINE DER AM MEISTEN VEREHRTEN hinduistischen Gottheiten, ist die Göttin der Schönheit, des Reichtums und des Überflusses. In dieser Stellung, bei der sich die Frau oben befindet und weite Bögen der Lust und Vereinigung spannt, wird all ihre Macht sichtbar. Sie hat die Kontrolle sowohl über das Vergnügen, das sie ihrem Partner bereitet, als auch über die Erfüllung, die sie selbst erfährt. Der Mann kann sich zurücklehnen und den Anblick Ihrer Schönheit und Ihrer sinnlichen Bewegungen genießen.

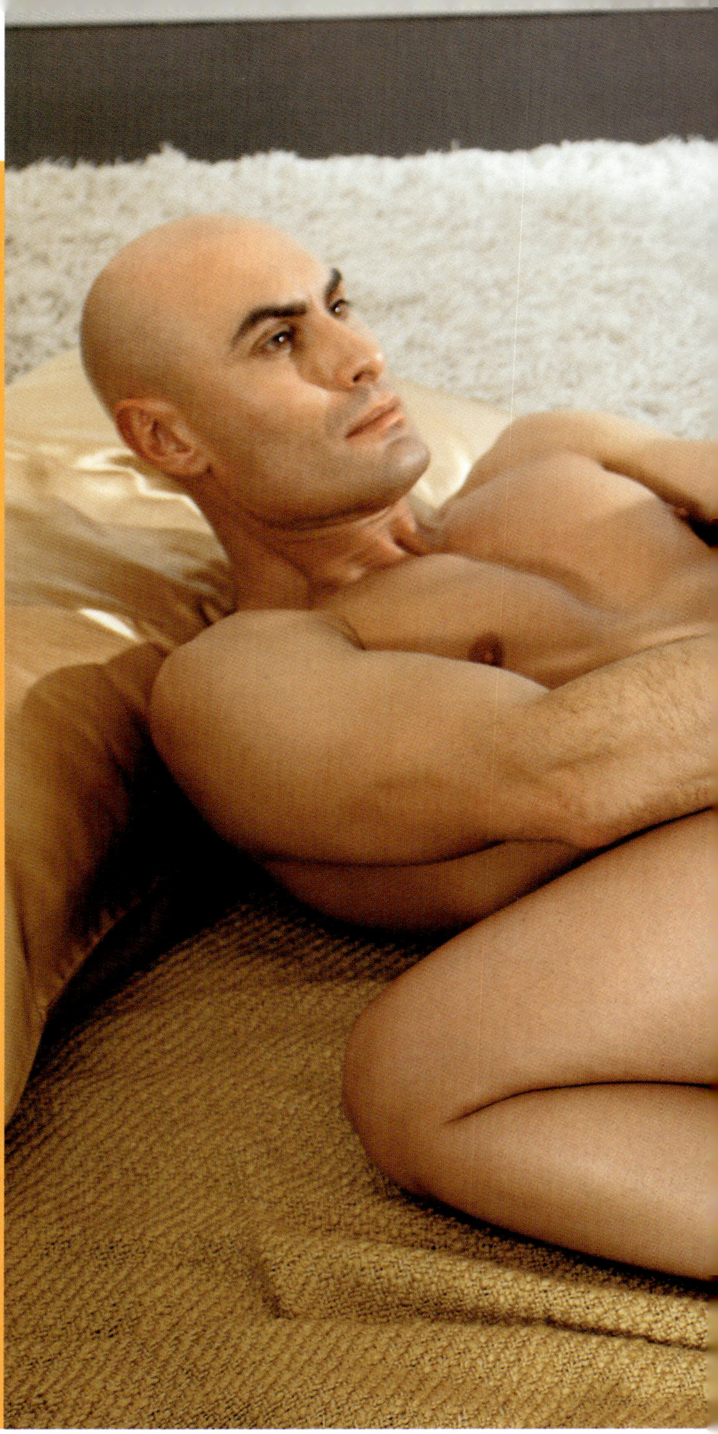

① Der Mann liegt auf dem Rücken, die Beine etwa hüftbreit gespreizt. Idealerweise ruht er auf einem festen Untergrund (gegebenenfalls gepolstert mit Kissen und Decken). Das verleiht ihr mehr Balance und Stabilität.

② Sie steht mit gespreizten Beinen über ihm und lässt sich auf seinen Vajra sinken. Dabei schließt sie die Beine, sodass ihre Knie seitlich von seinem Unterleib zu liegen kommen.

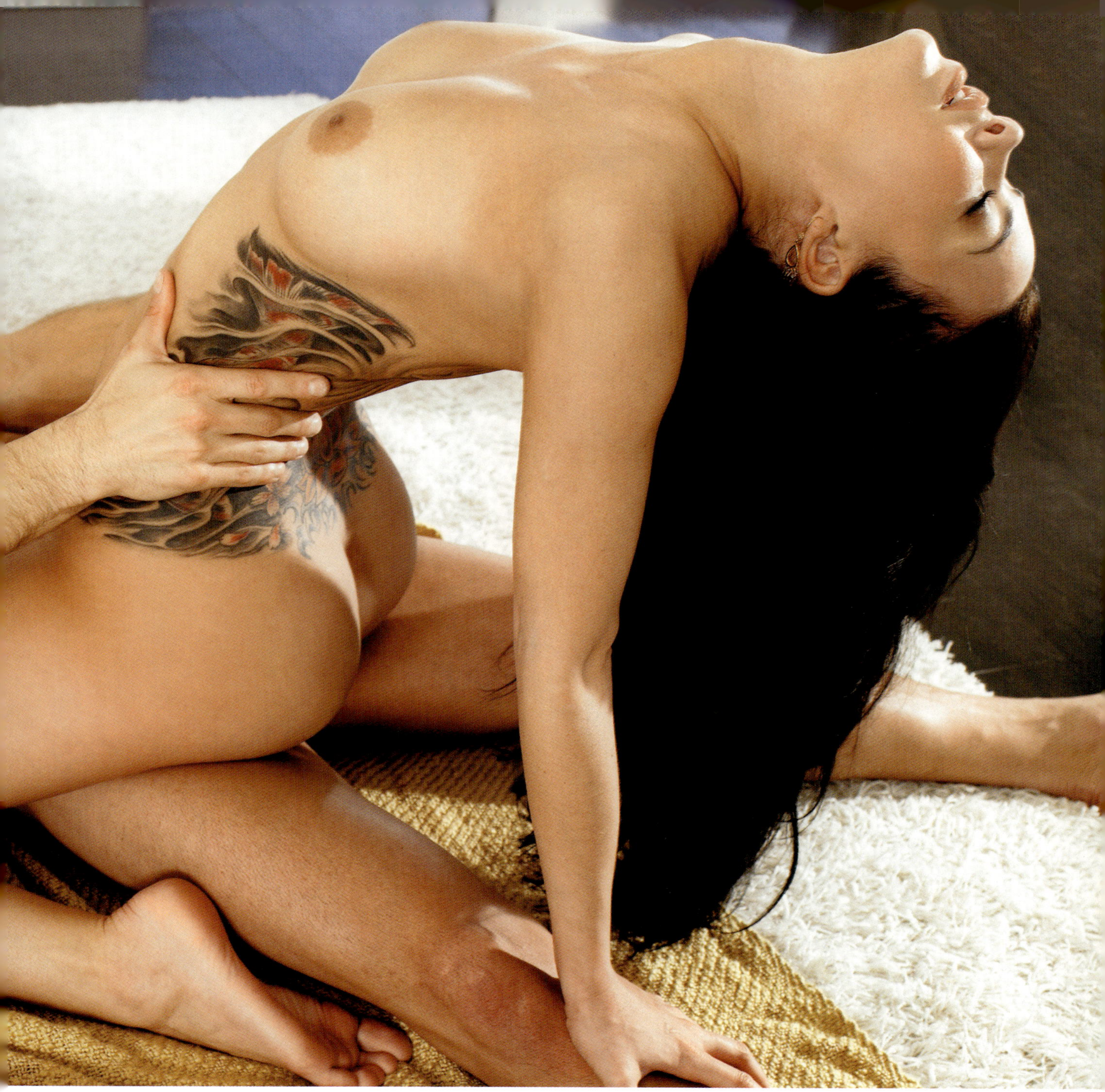

③ Danach beugt sie sich leicht zurück und legt ihre Hände unterhalb der Knie auf seine Waden. Jetzt kann sie ihren Kopf sinnlich nach hinten strecken, was ihren Nacken und ihren Brustkorb betont und ihr Haar frei nach unten fallen lässt. Diese Position eignet sich weniger für tiefe Stöße, sondern gleicht eher einem langsamen und lustvollen Tanz auf seinem Vajra – ähnlich einem Bauchtanz. Die kreisförmigen Bewegungen fördern die sexuelle Energie und die heilige weibliche Lebenskraft (Shakti). Die Frau kann ihre Hüften sowohl im als auch gegen den Uhrzeigersinn kreisen lassen sowie ihre Liebespumpe einsetzen, um an seinem Vajra zu „saugen" und ihre eigene orgasmische Energie zu erhöhen.

26 DEN BAMBUS SPALTEN

{ Auf seiner Bambus-Flöte spielen }

IN DIESER KLASSISCHEN Kamasutra-Stellung öffnet die Frau ihre Beine, die sie abwechselnd beugt und streckt. Sie erzeugt so ein Gefühl der Enge um seinen Vajra und sorgt für lustvolle Reibung. Bei dieser Position ist es an der Frau, für die Bewegung zu sorgen und einen für beiden angenehmen Rhythmus zu finden. Der Mann hingegen verharrt ruhig, empfängt und genießt den Anblick, wie sie auf seiner „Bambus-Flöte" spielt.

① Die Frau liegt auf dem Rücken, ihre Hüften ruhen leicht erhöht auf einigen Kissen. Sie zieht die Beine zur Brust und bietet ihre Yoni ihrem Partner dar.

② Er kniet vor ihr und dringt in sie ein. Danach sind seine Knie weit geöffnet und ruhen neben ihren Hüften. Um ihr die nötige Bewegungsfreiheit zu geben, kann der Mann seine Arme über den Kopf nehmen und seine Hände im Nacken verschränken. Alternativ kann er sie auch auf den Rücken legen oder sich an ihrem Körper festhalten und jedes Mal umgreifen, wenn sie sich bewegt. Sie umfasst seine Oberschenkel, um ihre Bewegungen zu unterstützen.

③ Nun streckt sie ein Bein aus und zieht dann abwechselnd das gestreckte Bein an, während sie das angezogene ausstreckt. Das ist gleichzeitig ein gutes Training für ihre Bauchmuskeln.

④ Ermüdet sie, übernimmt der Mann ihren Rhythmus und stößt so lange sanft zu, bis sie sich wieder erholt hat. Sie kann zudem mit ihren inneren Vaginalmuskeln seinen Vajra massieren und so für beide mehr orgasmische Energie erzeugen.

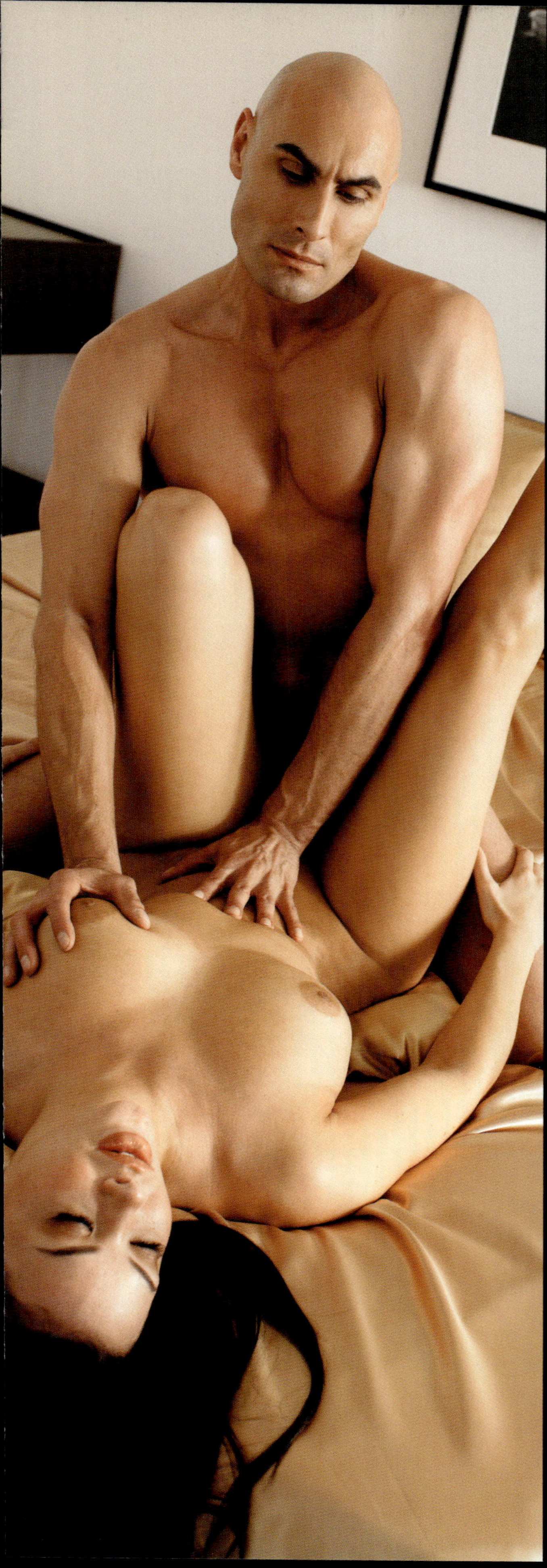

Die Kunst des Küssens

Vielleicht hat das Kamasutra auch deshalb so lange überdauert, weil es das ganze Spektrum der Liebeskunst abdeckt und nicht nur die verschiedenen Stellungen. Denn nichts kann das Feuer der Leidenschaft so leicht entfachen wie ein Kuss. Vatsyayana beschreibt zahlreiche Kuss-Arten in aller Ausführlichkeit, zum Beispiel den „symbolischen, pulsierenden, direkten, geneigten, gedrehten, gepressten und umklammernden Kuss".

Nachdem Sie vermutlich schon eine Weile küssen, lassen Sie sich einfach von dieser Aufzählung inspirieren. Vielleicht haben Sie aber auch bemerkt, dass Ihre Küsse die Knie Ihres Partners nicht mehr weich werden lassen, oder – noch schlimmer – Sie küssen sich gar nicht mehr. Können Sie sich noch an Ihren ersten Kuss erinnern und daran, wie aufregend er war? Haben Sie sich schon einmal stundenlang geküsst, einfach nur weil es sich so gut angefühlt hat? Ist Ihr Küssen langweilig oder zur Routine auf dem Weg zu „mehr" geworden, ist es an der Zeit, neu damit anzufangen und das, was Sie vermissen, wiederzuentdecken.

Hier eine Übung dazu: Einer von Ihnen beiden küsst, der andere lässt sich küssen. Wenn Sie der „Empfangende" sind, entspannen Sie Ihren Mund völlig und lassen Sie Ihren Partner ihn erforschen – kein Zurückküssen! Küssen Sie eine Frau, nutzen Sie Ihre Zunge, um die Stelle zwischen der Innenseite ihrer Oberlippe und dem Zahnfleisch zu stimulieren – genau in der Mitte. Die tantrischen Lehren sehen eine Verbindung zwischen diesem Punkt und der Klitoris. Küssen Sie einen Mann, reizen Sie mit Ihrer Zunge den gleichen Punkt zwischen Unterlippe und Zahnfleisch. Er ist angeblich mit dem Frenulum verbunden.

27 DIE SCHAUKEL

{ Diese Position wird Sie fliegen lassen }

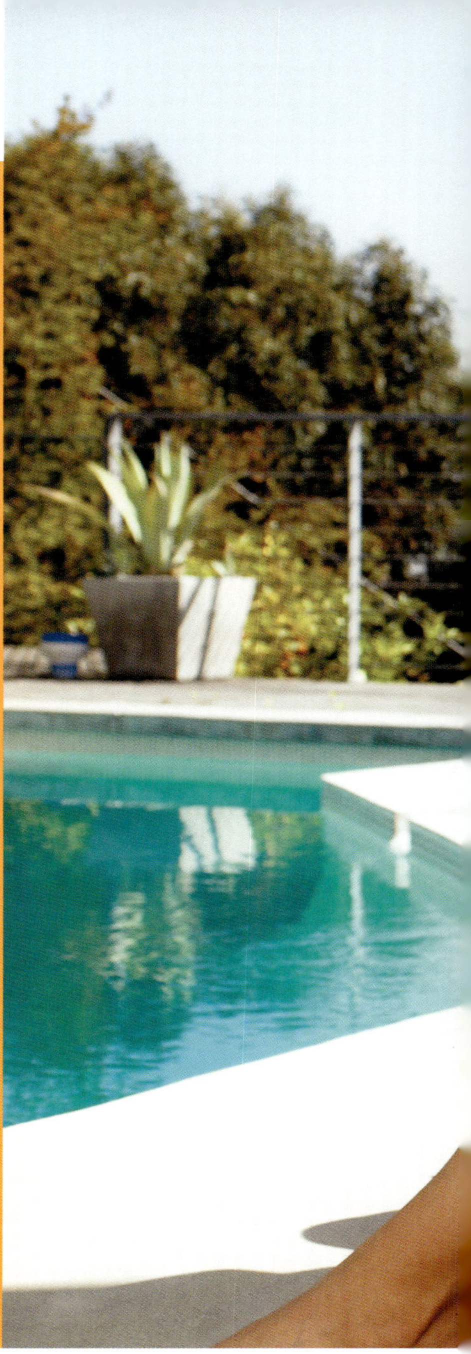

DIESE STELLUNG FÖRDERT ein ausdauerndes Liebesspiel, da sich die Partner hierbei gegenseitig halten und unterstützen. Sie können so leicht zwischen Phasen der Leidenschaft und der Entspannung abwechseln. Auch ermöglicht sie ein hohes Maß an Vertrautheit, da die Partner einander zugewandt sind, sich also in die Augen schauen und tief küssen können. Gerade für die Frau kann die Schaukel eine sehr erregende Position sein, da sie die Tiefe und die Geschwindigkeit seiner Stöße steuern und leicht ihre Klitoris stimulieren kann.

① Der Mann sitzt mit ausgestreckten Beinen auf einem festen Untergrund. Für mehr Komfort – vor allem während eines längeren Liebesspiels – kann er ein Kissen unter seinen Po legen.

② Die Frau sitzt zwischen seinen Beinen und hat einen Arm um seine Schulter geschlungen. Während sie seinen Vajra einführt, ruht ihr Gewicht teilweise auf seinen Oberschenkeln. Ihren anderen Arm kann sie, um einen besseren Hebel zu haben, ebenfalls um seine Schulter legen. Alternativ kann sie sich damit auch auf dem Boden hinter ihr abstützen oder an seinem Oberschenkel festhalten. Ihre Beine sind hüftweit geöffnet, wobei ihre Füße beziehungsweise Zehen hinter ihm am Boden liegen.

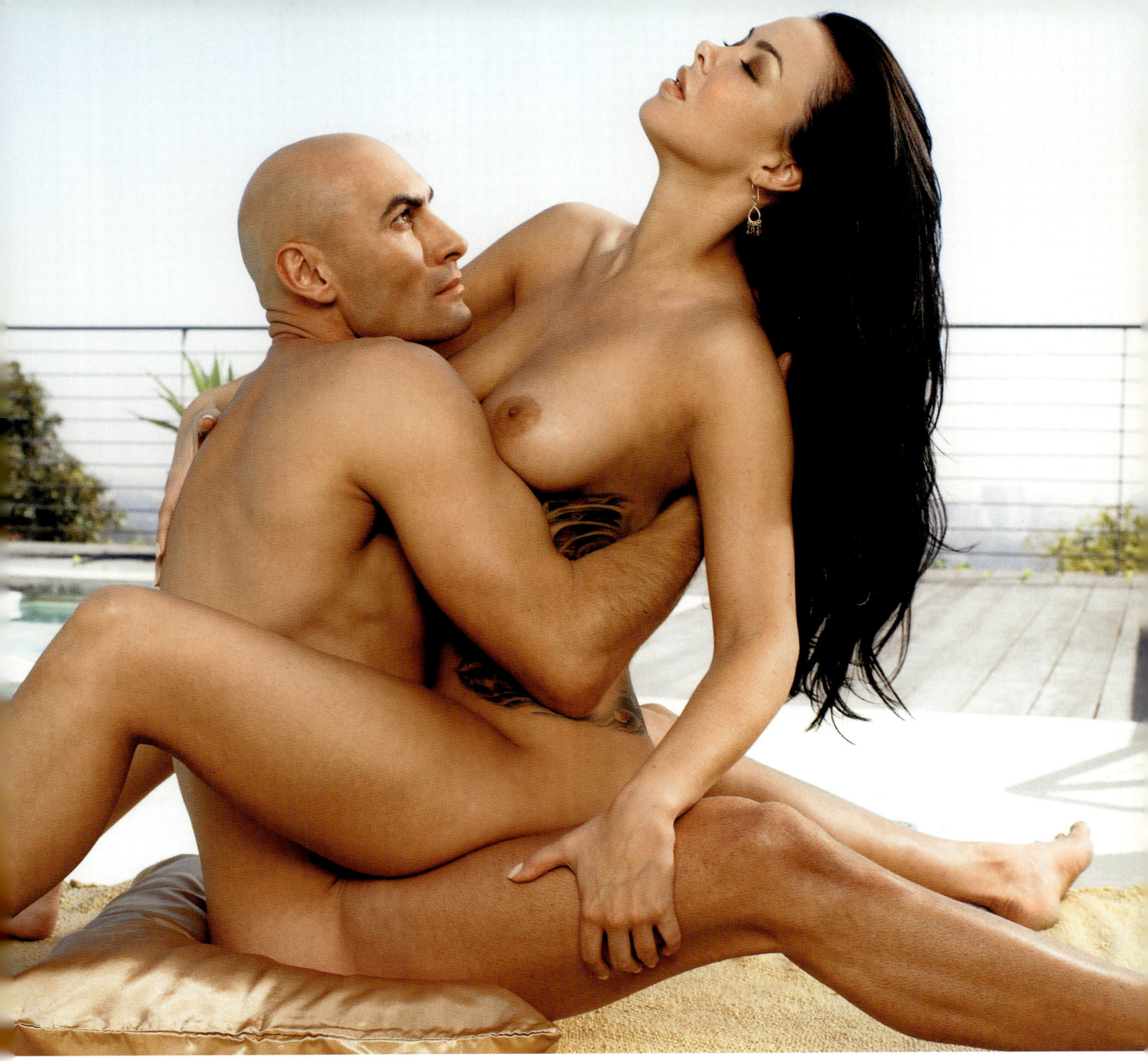

③ Er umfasst mit seinen Händen ihren Rücken, um sie zu stützen. Um ihr zusätzlichen Halt zu geben und Druck von seinen Schenkeln zu nehmen beziehungsweise um den optimalen Penetrationswinkel zu erreichen, kann er ein in der Mitte gefaltetes Kissen unter seine Partnerin schieben.

④ Sind beide in der richtigen Position, nutzen sie das Gewicht ihrer Körper, um in einem natürlichen Rhythmus vor und zurück zu schwingen. Ist sie an der Reihe, kann die Frau ihren Rücken nach hinten beugen, um ihr Herz zu öffnen und ihr Haar herabfallen zu lassen – so als ob es im Wind flattern würde. Indem beide sich gegenseitig stützen, können sie den schaukelnden Rhythmus unbeschwert genießen und auf den Wellen sich steigernder Lust reiten.

28 DER SCHWAN

{ Rittlings auf ihm reiten im Kamasutra-Stil }

IN DIESER STELLUNG – sie oben, von hinten – erinnert der anmutige Bogen, den die Hüften und der Rücken der Frau bilden, an den Hals eines Schwans. Da sich die Partner dabei nicht zugewandt sind, können sie sich besser auf die eigenen Empfindungen einlassen. Aufgrund des Penetrationswinkels werden bei dieser Position ganz neue Bereiche ihrer Yoni stimuliert. Auch wird dadurch sein Varja etwas nach unten gedrückt, was die Empfindungen des Mannes verstärken kann.

Wie auch bei anderen „Frau-oben-Stellungen" kommt sie leicht an ihre Klitoris heran und kann ihre Brüste oder Brustwarzen liebkosen, während er diesen Anblick genießt und ihren Po hält. Gehören Sie zu den Frauen, die sich gehemmt fühlen, wenn ihnen jemand bei der Selbstbefriedigung zusieht, dann ist „Der Schwan" ein guter Einstieg. Denn er lässt Ihnen trotz der Verbundenheit mit Ihrem Partner etwas Privatsphäre. Haben Sie Schwierigkeiten, beim Geschlechtsverkehr einen Orgasmus zu bekommen (was bei vielen Frauen der Fall ist), kann diese Position ebenfalls hilfreich sein. Durch die Möglichkeit, sich selbst zu befriedigen, während Ihr Partner in Ihnen ist, „lernt" Ihr Körper, wie er reagieren muss. Hat er erst einmal den Dreh raus, wird es immer einfacher.

① Der Mann liegt auf dem Rücken, seine geschlossenen Beine ausgestreckt. Die Frau kniet neben ihm und setzt sich rittlings auf seinen Vajra. Alternativ kann sie sich über ihn stellen (die Füße jeweils seitlich von seinen Hüften), sich auf ihn setzen und dann auf die Knie gehen.

② Bei dieser Stellung erledigt sie die ganze „Arbeit", während er sich an ihren sinnlichen Bewegungen erfreut. Sie kann dazu ihre Yoni-Muskeln anspannen oder ihr Becken vor und zurück beziehungsweise kreisförmig bewegen.

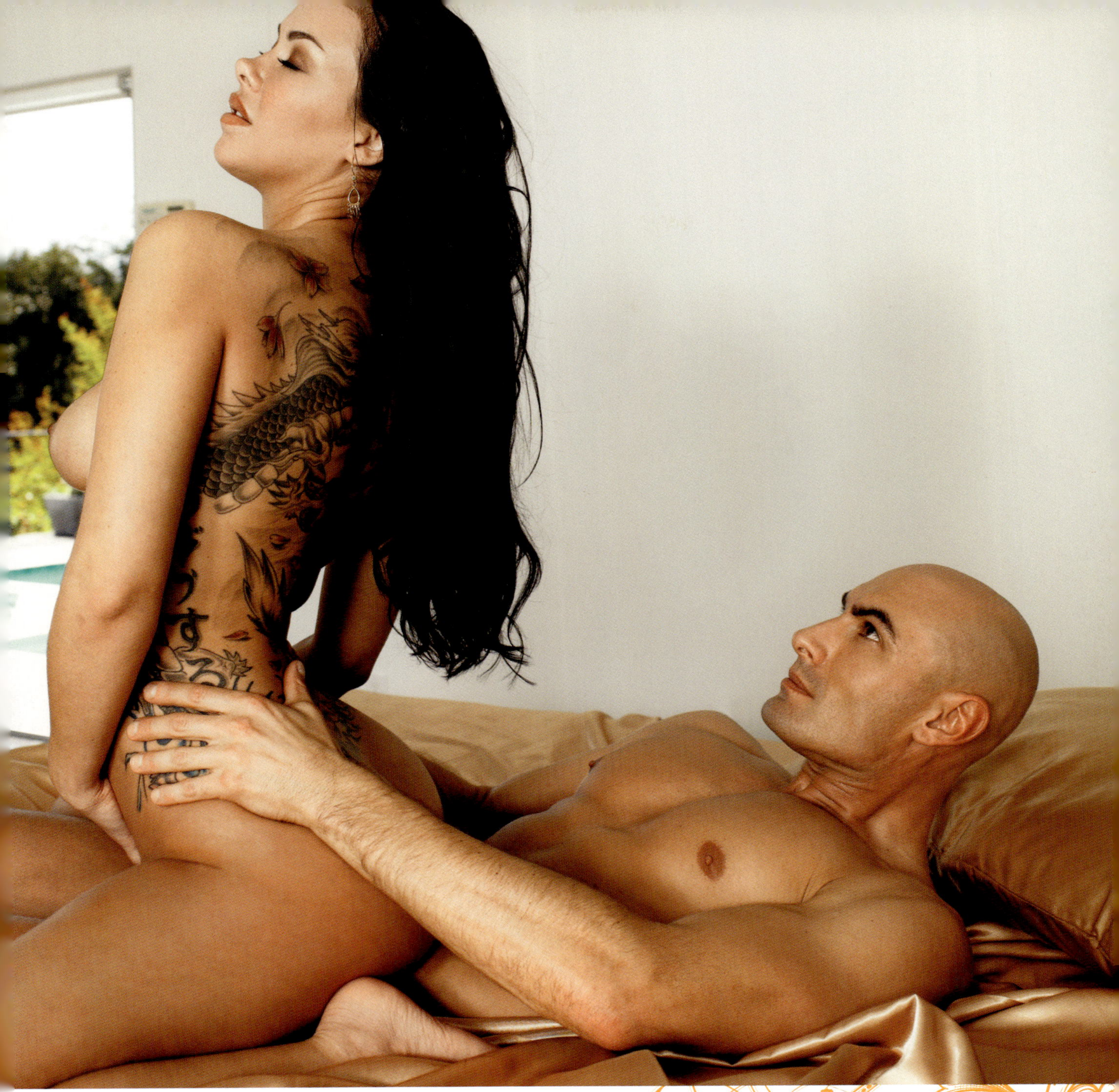

③ Da die meisten Männer es sehr erregend finden, einer Frau dabei zuzusehen, wie sie sich selbst befriedigt, machen Sie Ihrem Partner eine besondere Freude, wenn Sie diese Stellung vor einem Spiegel ausführen. So kann er Sie von allen Seiten betrachten, was ihm einen zusätzlichen Kick gibt.

Feuer

ES GIBT KEIN ZURÜCK MEHR. DIE LEIDENSCHAFT LODERT NUN HEFTIG UND HEMMUNGSLOS. DAS FEUER GEWINNT MEHR UND MEHR AN STÄRKE UND DROHT, AUSSER KONTROLLE ZU GERATEN. IN DER PULSIERENDEN HITZE SCHMILZT JEDER WIDERSTAND ZU EINEM „JA, JA, JA“. LÖSCHEN SIE DAS FEUER MIT DEN FOLGENDEN STELLUNGEN, DIE FÜR LIEBENDE GEDACHT SIND, DIE ES GERN SCHARF UND HEISS MÖGEN.

29 SHAKTI

{ Die Frau hat die Kontrolle }

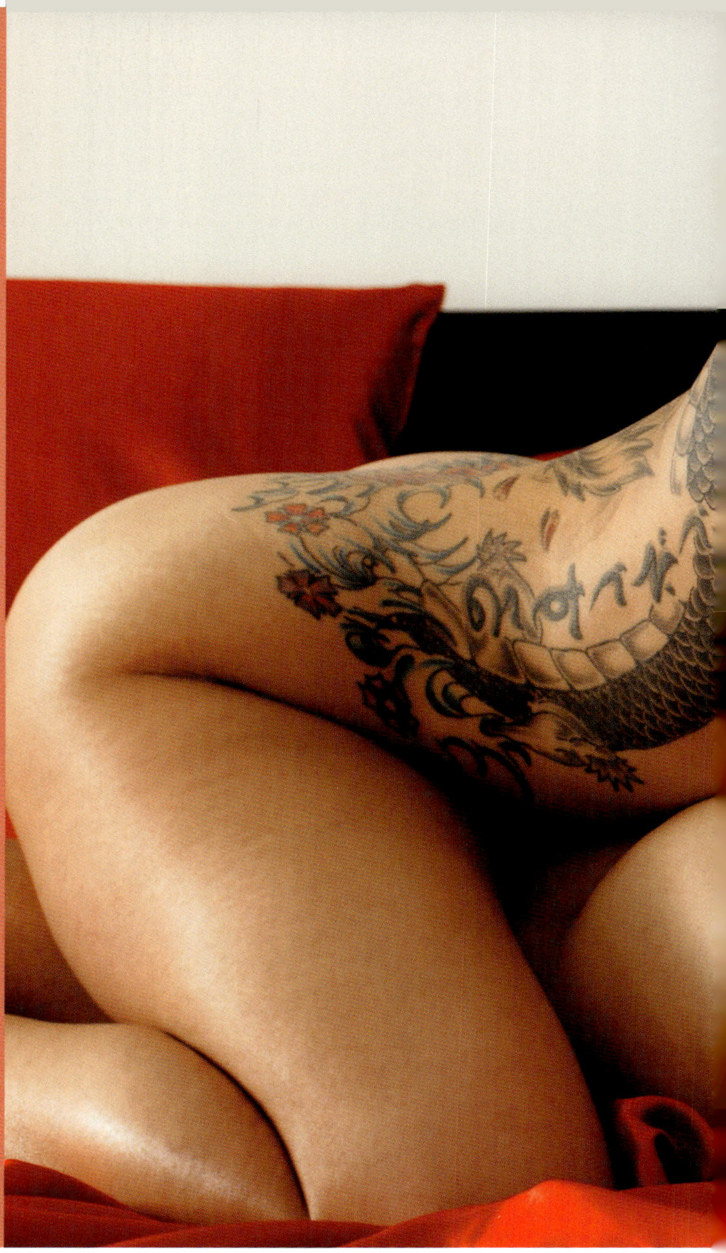

DIE ALTEN TANTRA-MEISTER glaubten, dass die Schöpfung aus der Vereinigung des mächtigen Gottes Shiva und seiner Gefährtin Shakti – die das heilige weibliche Prinzip und die pure Lebenskraft repräsentiert – hervorgegangen ist. Diese heilige Kraft verkörpert die Frau bei dieser Stellung.

Im Grunde seines Herzens will das Weibliche gesehen und betrachtet werden (vielleicht lieben wir es deshalb so, uns schick zu machen und Schuhe zu kaufen). Das Männliche will und muss sehen (vielleicht ist er also doch kein Schwein, nur weil er anderen Frauen nachschaut). Diese Stellung kommt beiden entgegen, er kann sie anschauen und sie wird betrachtet. Noch erotischer wird es, wenn sie ihn offen dabei zusehen lässt, wie sie sich selbst befriedigt und ihre eigene orgasmische Energie spürt.

① Der Mann liegt bequem auf dem Rücken, während die Frau beginnt, ihn zu necken und zu erregen. Sie streicht mit ihrem Haar und ihren Brüsten über seinen Körper, kriecht um ihn herum, schmeckt und riecht ihn.

② Sind beide bereit, kniet sie sich mit gespreizten Beinen über ihn und besteigt ihn. Dann richtet sie sich auf und führt entweder kleine kreisförmige Bewegungen aus, reitet auf ihm oder bleibt äußerlich ruhig und verwendet ihre Liebespumpe. Da sie die Kontrolle hat, kann sie den Winkel so variieren, dass ihr G-Punkt dabei stimuliert wird.

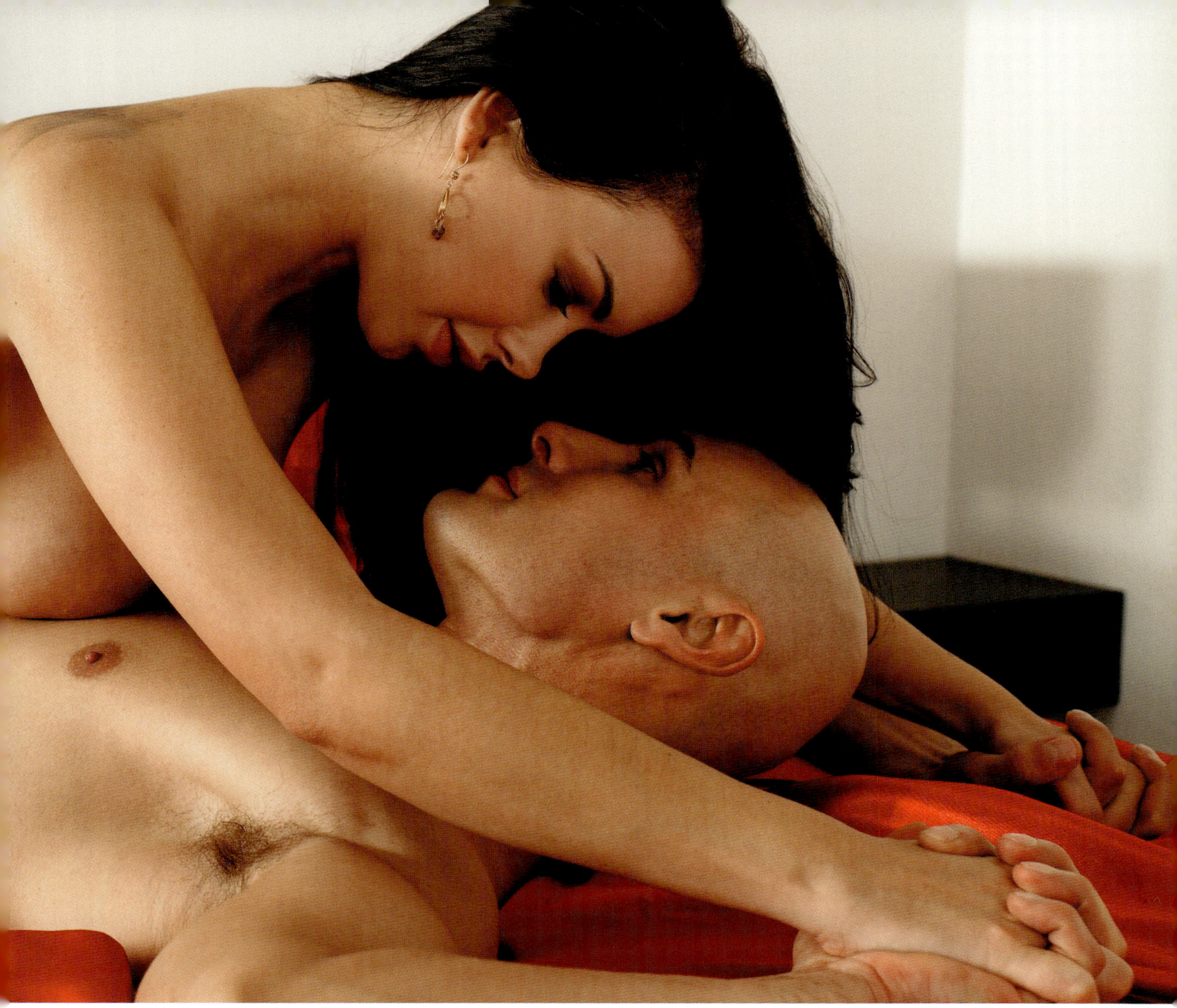

③ Alternativ stellt sie ihre Füße flach neben seine Hüften und lässt sich auf ihm nieder. In dieser Position bewegt sie sich mithilfe ihrer Beinmuskeln auf seinem Vajra auf und ab, wobei sie seinen Körper nur mit ihrer Yoni berührt.

④ Sie kann sich auch ganz auf ihn legen – sozusagen Herz an Herz. Dabei ergibt sich der Mann entweder ihren Bewegungen oder kippt sein Becken in einer Stoßbewegung nach vorn, wobei er sich ihrem Rhythmus anpasst. Seinen „inneren Tiger" weckt sie, indem sie ihre Finger mit seinen verflicht und seine Hände über seinen Kopf niederdrückt, ihn quasi mit ihrer Leidenschaft wehrlos macht.

30 DIE ZANGE

Greifen Sie seinen Vajra mit Ihrer Zange

DIES IST EINE VON MEHREREN FRAU-OBEN-STELLUNGEN, die Vatsyayana als gute Alternative empfiehlt, falls der Mann während des Liebesspiels ermüdet und eine Pause braucht. Wie lustvoll sie ist, hängt davon ab, ob die Frau eine starke Liebespumpe hat, mit der sie seinen Vajra saugen, drücken und, wie mit einer Zange, halten kann – idealerweise „100 Herzschläge" lang. Da man äußerlich davon nicht viel mitbekommt, eignet sich diese Position auch gut für abenteuerlustige Paare, die sich im Freien lieben wollen, ohne allzu große Aufmerksamkeit zu erregen – ein strategisch platziertes Strandtuch sollte reichen.

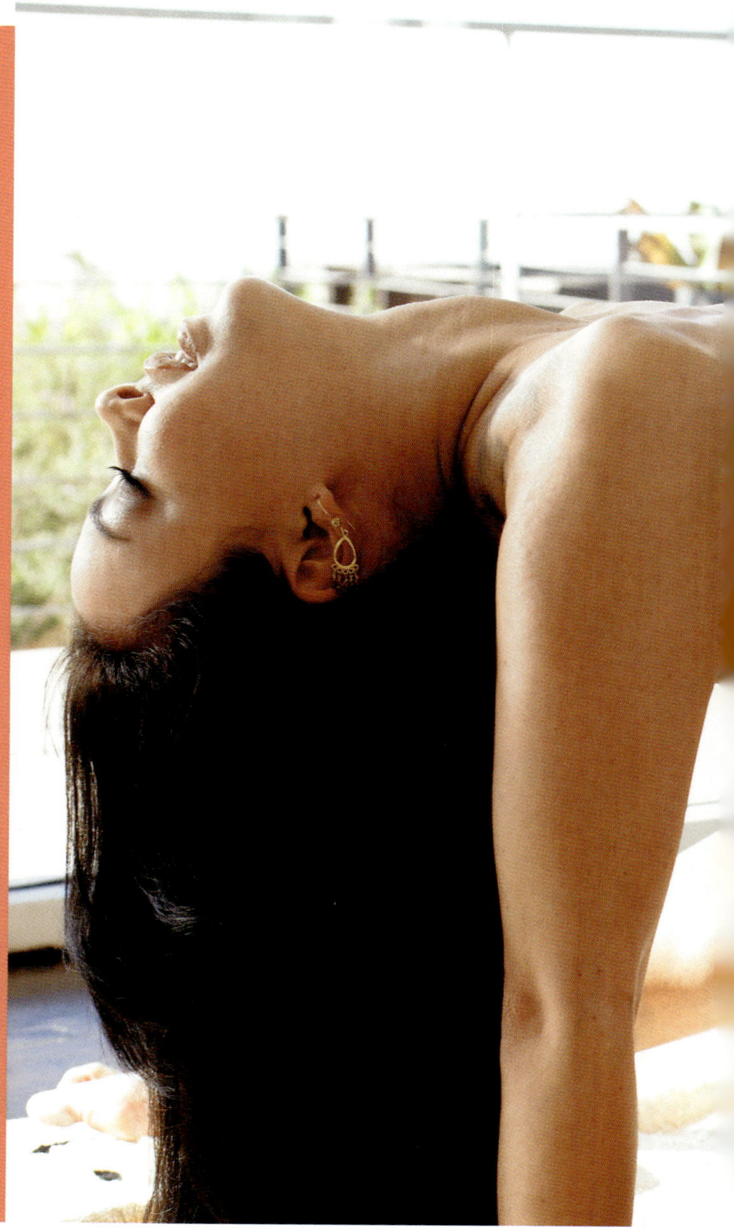

① Der Mann sitzt mit ausgestreckten Beinen, während sie sich mit gespreizten Beinen auf ihm niederlässt. Ihre Beine bleiben geöffnet, ihre Füße stehen auf dem Boden. Dann lehnen sich beide zurück, wobei sie sich auf ihren nach hinten gestreckten Armen abstützt, während er sie an der Taille hält. Benötigt der Mann ebenfalls mehr Halt, lehnt er sich gegen ein Möbel oder ein Polster. In dieser Position kann der Mann sehr tief eindringen, führt jedoch keine Stöße aus.

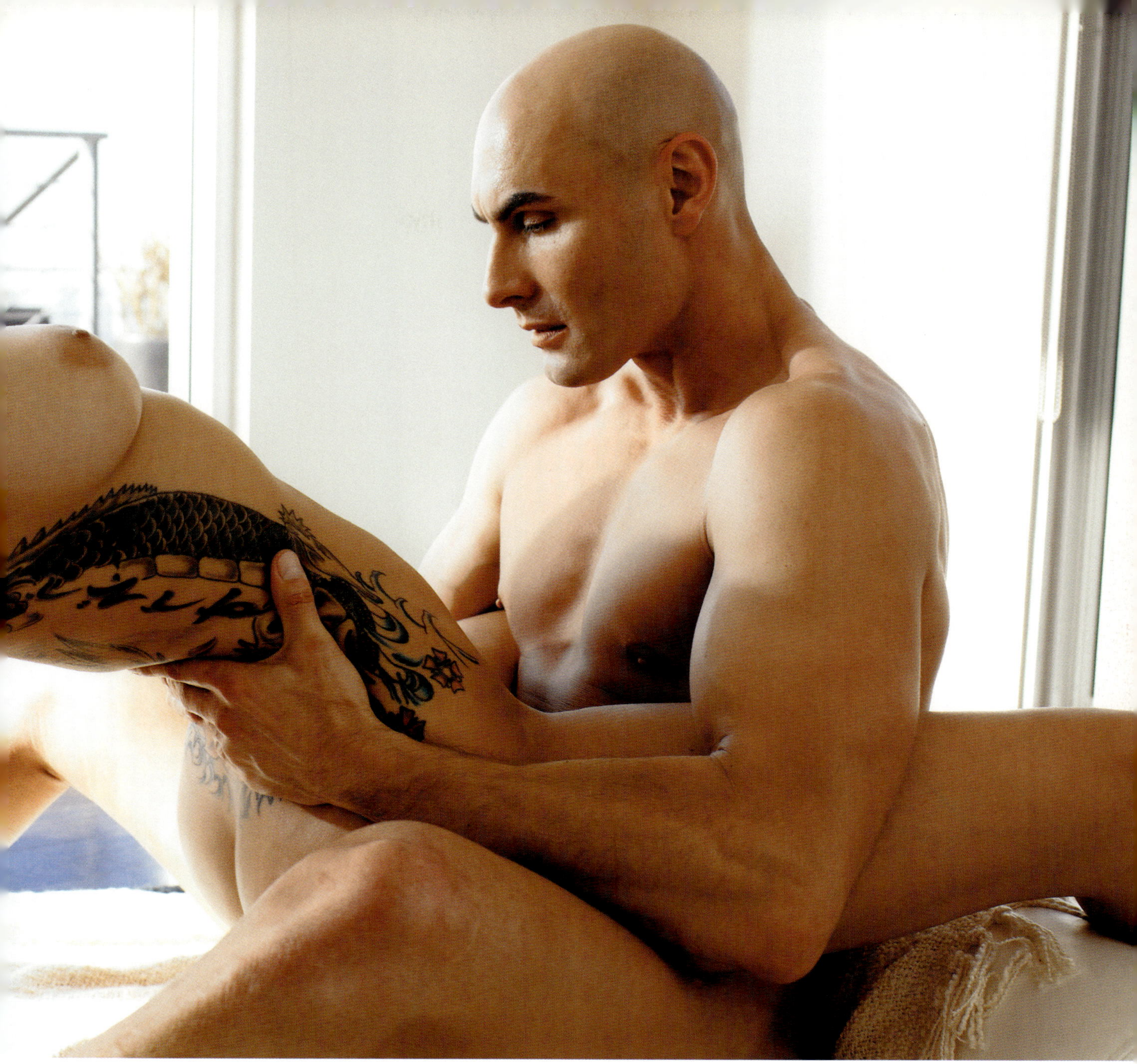

② Dann spannt die Frau ihren Liebesmuskel an, während beide äußerlich ruhig bleiben. Sie kann damit beginnen, dass sie ihn beim Einatmen langsam zusammenzieht, bis sechs zählt und ihn dann beim Ausatmen wieder entspannt. Oder sie versucht es mit kurzen rhythmischen Kontraktionen – ähnlich dem Schlagen von Schmetterlingsflügeln. Darüber hinaus kann sie mit streichelnden, sanft liebkosenden und wellenförmigen Muskelbewegungen experimentieren, um herauszufinden, was beiden am meisten Lust bereitet. Sind Sie eher lebhaften Sex gewohnt, werden Sie etwas Geduld haben müssen, bis Ihre Genitalien entsprechend auf diese subtilere Stimulation reagieren. Seien Sie nicht überrascht, wenn Sie dafür mit einem längeren und intensiveren Orgasmus belohnt werden, als Sie ihn bisher jemals erlebt haben.

31 DER SINGENDE AFFE

Die Frau auf ihrem sitzenden Mann

VIELLEICHT ERMUTIGT SIE diese Stellung ja dazu, sich einmal aus Ihrem Schlafzimmer herauszuwagen – sofern sich nicht zufällig ein Stuhl mit Lehne darin befindet. Wie wäre es mit leidenschaftlichem Sex im Esszimmer oder sogar im Konferenzraum Ihrer Firma? Ein Umgebungswechsel ist immer ein starkes Aphrodisiakum, da er Ihnen hilft, aus gewohnten Bahnen auszubrechen und Sie mehr in das Hier und Jetzt zusammen mit Ihrem Partner bringt.

„Ja, es ist wahr, dass Ihr Streben nach Lust Sie in Schwierigkeiten bringen kann. Sinnliches Vergnügen benötigt Führung durch praktische und ethische Grundsätze. Allerdings wird es Ihrer Gesundheit abträglich sein, wenn Sie sich wiederholt gegen die Stimme Ihrer Sinne stellen und die Weisheit Ihres Körpers missachten. Die Natur war weder launisch noch wollte sie uns in die Irre führen, als sie dafür sorgte, dass das, was sich gut anfühlt, in der Regel auch gut für uns ist."

George Leonard, Autor

① Der Mann sitzt bequem auf einem Stuhl mit Lehne. Seine Füße stehen fest am Boden, seine Knie sind leicht geöffnet.

② Die Frau bestimmt das Tempo. Möchte sie es langsam angehen lassen, entkleidet sie sich Stück für Stück, tanzt für ihn oder streichelt sich selbst, bis es beide vor Verlangen und Vorfreude nicht mehr aushalten – dabei hält sie stets Augenkontakt zu ihm. Diese Stellung eignet sich aber genauso für eine schnelle, leidenschaftliche Vereinigung, wenn beide bereits vor Lust brennen. Dann setzt sie sich unmittelbar auf seinen Vajra, schlingt die Arme um seinen Nacken und presst ihren Körper gegen den seinen, während sie ihn innig küsst.

③ Je mehr Bodenkontakt sie hat, desto größer sind ihre Bewegungsmöglichkeiten und ihre Kontrolle: Stehen ihre Füße fest auf dem Boden, kann sie ihre Hüften kreisen lassen, sich vor und zurück bewegen oder auf ihm reiten. Reichen lediglich ihre Zehenspitzen bis zum Boden oder muss sie gar die unterste Sprosse zu Hilfe nehmen, dann ist es an ihm, für die nötige Balance und Bewegung zu sorgen. Er tut dies, indem er sie am Po hält und entweder nur von unten zustößt oder sie gleichzeitig auf- und abbewegt.

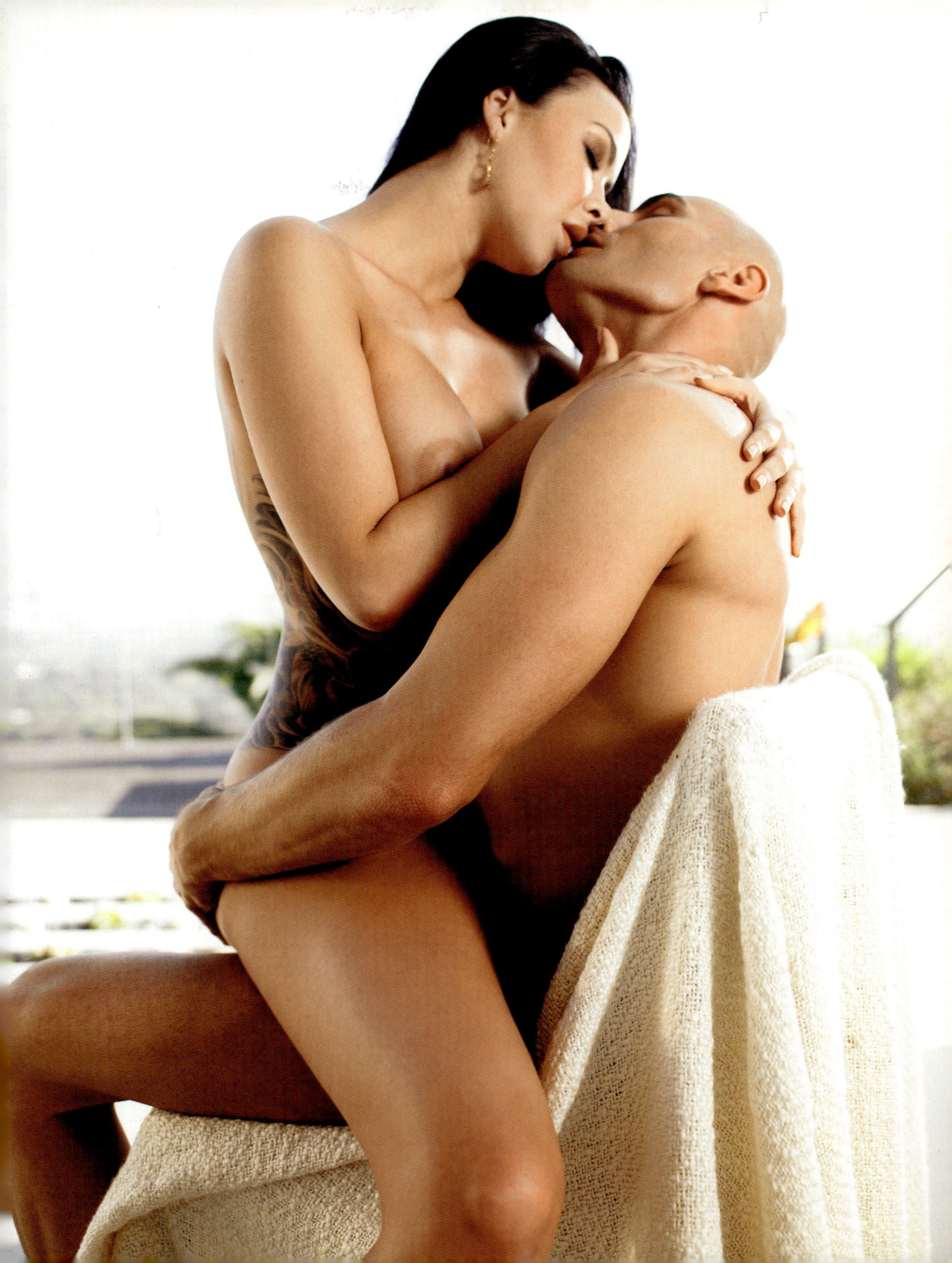

32 DER SULTAN

Er als Sklave seines Verlangens

WENN WIR DIE ROLLEN TAUSCHEN, die wir gewöhnlich im Liebesspiel einnehmen, lernen wir neue Dinge über uns und unseren Partner. Indem wir ausgetretene Pfade verlassen, gelangen wir ganz ins Hier und Jetzt, wo zahllose erotische Genüsse darauf warten, uns zu überraschen. Bei dieser Position nimmt der auf dem Rücken liegende Mann buchstäblich die passive Rolle ein, während die Frau den aktiven Part übernimmt. Sie behandelt ihn wie einen mächtigen Sultan, der von seiner Lieblingskurtisane verwöhnt wird.

① Die Frau sitzt aufrecht auf dem Bett, die Beine weit geöffnet und die Knie leicht gebeugt. Mit ausgestreckten Armen lädt sie den Mann in ihre liebevolle Umarmung ein. Er sitzt ihr gegenüber. Seine Beine sind gebeugt und befinden sich über denen der Frau – wenn möglich, berühren sich seine Fußsohlen hinter ihrem Rücken.

② Nun stellt die Frau ihre Füße fest auf das Bett, sodass sie besser Halt findet, und rutscht so nah wie möglich an ihn heran. Dann beginnt sie, langsam mit ihrem Körper zu schaukeln. Er umfasst sie locker mit seinen Armen, legt seinen Kopf entspannt auf ihre Schulter und genießt das Gefühl, gehalten zu werden. In dieser Position kann er auch nach einem anstrengenden Tag wieder Energie auftanken – und während sie sanft schaukelnd ihre Brüste und ihr Becken rhythmisch gegen ihn presst, erreichen beide einen Zustand gesteigerter Erregung.

③ Als Nächstes ermutigt sie ihn, sich langsam hinzulegen, indem sie seine Arme ergreift und ihn allmählich in ein Meer von Kissen sinken lässt, das eines Königs würdig wäre. Hier kann er sich vollkommen entspannen und verwöhnen lassen. Unterdessen streichelt sie seine Beine sowie seinen Vajra und flüstert ihm Worte der Wertschätzung und Liebe zu.

④ Wenn beide bereit sind, winkelt sie die Beine nach hinten an, geht auf die Knie und presst ihr Becken gegen ihn. Alternativ kann sie auch eine über ihm kauernde Stellung einnehmen. Dann hebt sie seine Knie an und öffnet sie weit, sodass er völlig entblößt vor ihr liegt. Aus dieser Position heraus kippt sie ihr Becken nach vorn und lässt seinen Vajra in ihre Yoni gleiten. Danach beginnt sie mit sanften, federnden Bewegungen, wobei sie sich an seinen Beinen festhält, um einen besseren Hebel zu haben. Für Frauen, die es genießen, zur Abwechslung einmal diejenige zu sein, die zustößt, kann dies eine sehr stärkende und erotische Stellung sein. Männer dagegen genießen das befreiende Gefühl, sich ihr derart zu öffnen.

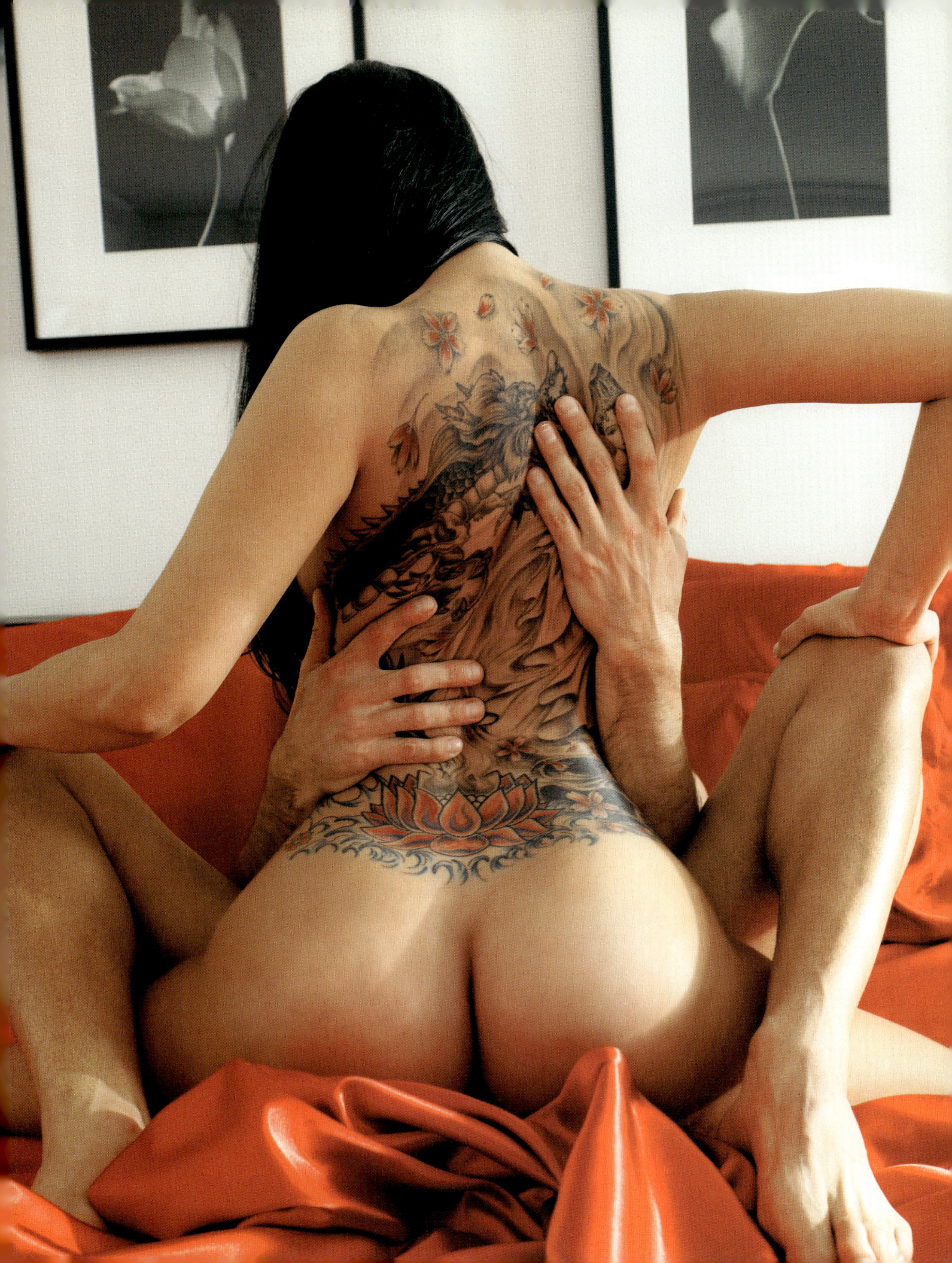

33 RAJA

In Hingabe vereint

ZU BEGINN dieser Stellung hält der Mann die Frau in einer innigen Umarmung auf seinem Schoß und beide genießen das Gefühl der Harmonie sowie das erotische Aneinanderpressen ihrer Genitalien. Die Fortgeschrittenen-Variante ist ebenfalls sehr beglückend, erfordert jedoch etwas Yoga-Erfahrung und bewegliche Hüften.

① Der Mann sitzt aufrecht mit nach vorn gestreckten Beinen. Die Frau sitzt seitlich auf seinem Schoß, ihr rechtes Bein über das linke geschlagen. Knie und Füße sind geschlossen. Dann zieht sie die Knie an und klemmt ihre Füße so hinter ihm ein, dass sie ihn halten. Ihr rechter Arm streichelt seine linke Schulter, den linken kann sie verwenden, um sich darauf abzustützen. Mit seinem rechten Arm hält er ihre Beine, während seine linke Hand kreisend ihre Taille streichelt. Mit der Kraft seines Oberkörpers zieht er sie nah zu sich heran.

② In dieser Position nehmen sich beide Zeit, um einander tief in die Augen zu blicken, die Nähe zu spüren und die Freuden zu genießen, die ihre aneinandergepressten Genitalien ihnen bereiten. Sie eignet sich auch hervorragend für den Mann, die Brüste der Frau zu küssen und zu liebkosen, um sie zusätzlich zu erregen. Wenn beide bereit sind, beugt sie sich etwas nach hinten, damit er in sie eindringen kann.

③ Bei der Forgeschrittenen-Variante schiebt die Frau ihren gestreckten linken Arm unter sein rechtes Knie, hebt elegant ihr rechtes Bein über seinen Kopf und legt es mit der Kniekehle auf seiner linken Schulter ab. Um die Balance zu halten, stellt sie ihren linken Fuß flach auf das Bett oder auf den Fußboden hinter ihm. Beide umschlingen sich mit ihren Armen. Diese Stellung lässt wenig Raum für Bewegung, stellt aber eine starke Verbindung zwischen den Partnern her und ermöglicht eine tiefe und heilende Öffnung des Beckens der Frau. Um orgasmische Energie zu erzeugen und seinen Vajra zu massieren, kann sie auch die Liebespumpe (Seite 69) einsetzen.

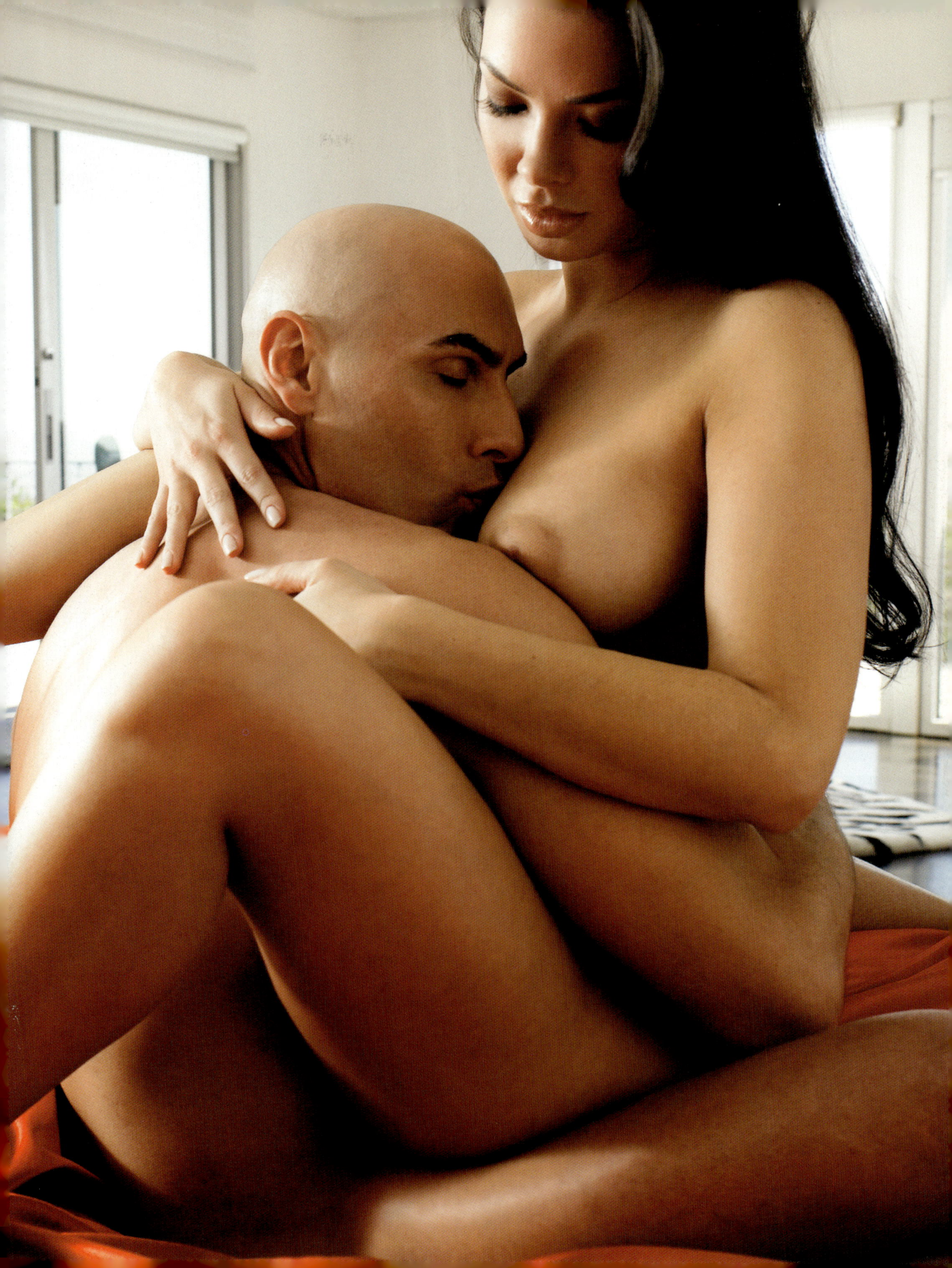

34 DER DIAMANT

Grandioser Einklang der Becken

DIESE WUNDERSCHÖN ANZUSCHAUENDE Stellung hilft Ihnen, mit Ihrem Innersten und Ihrem Partner in Einklang zu kommen. Sie öffnet und weitet das Herz, sodass sie sich perfekt dazu eignet, Ihrer Beziehung einen „Harmonie-Schub“ zu verleihen. Wissen Sie noch, wie herrlich es als Kind war, völlig selbstvergessen auf der Schaukel zu sitzen? Dieses Gefühl werden Sie gemeinsam mit Ihrem Partner wieder erleben.

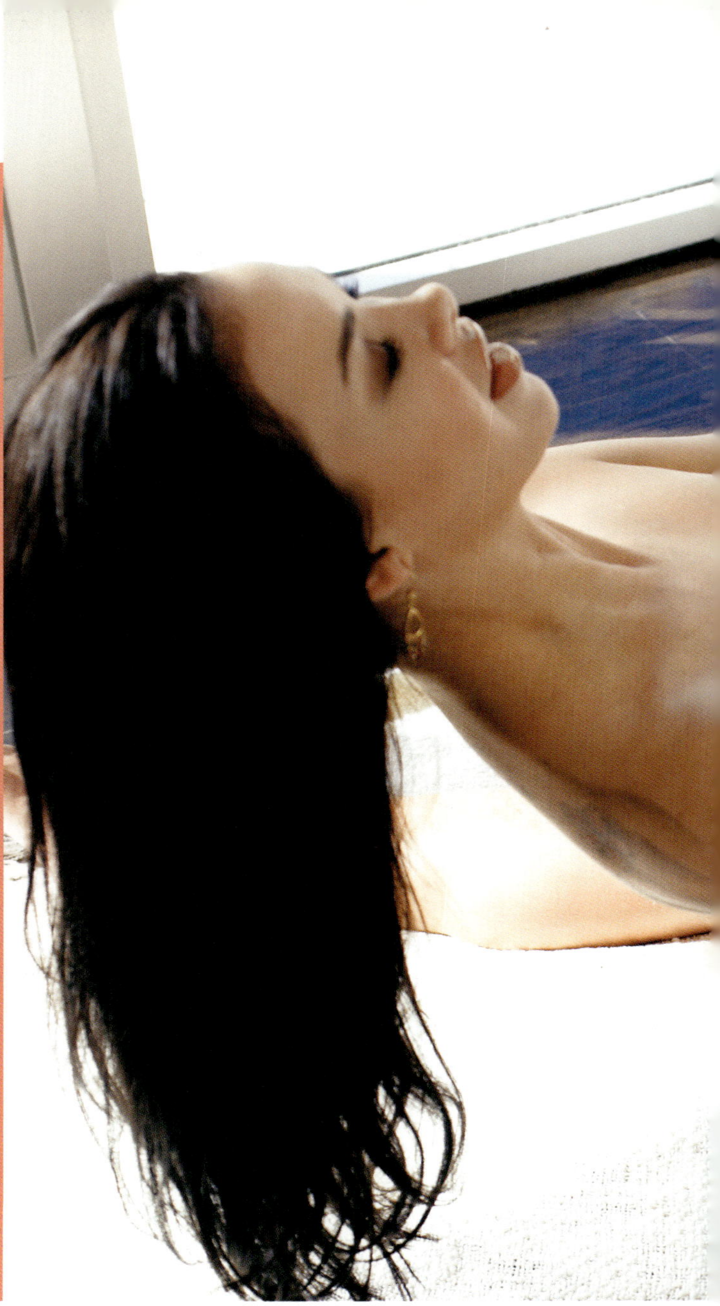

① Mann und Frau sitzen sich gegenüber, blicken sich tief in die Augen und atmen in Harmonie – der ideale Zeitpunkt, die Herz-zu-Herz-Begrüßung (Seite 41) durchzuführen, um sich gemeinsam ins Hier und Jetzt zu versetzen und die heilige sexuelle Energie zu wecken.

② Nun strecken beide ihre Beine gerade aus, die Frau legt ihre Beine über die des Mannes und presst ihre Yoni gegen seinen (nach oben gerichteten) Vajra. Zum Aufbau der sexuellen Energie streicheln und liebkosen sich beide gegenseitig.

③ Wenn sie und er bereit sind, hebt die Frau das Becken an und lässt sich auf seinem aufgerichteten Glied nieder. Die Bewegungen sind innerlich: Sie nutzt die Muskulatur ihrer Yoni, um seinen Vajra zu massieren, er setzt die Liebespumpe ein, um sich sanft in ihr zu bewegen.

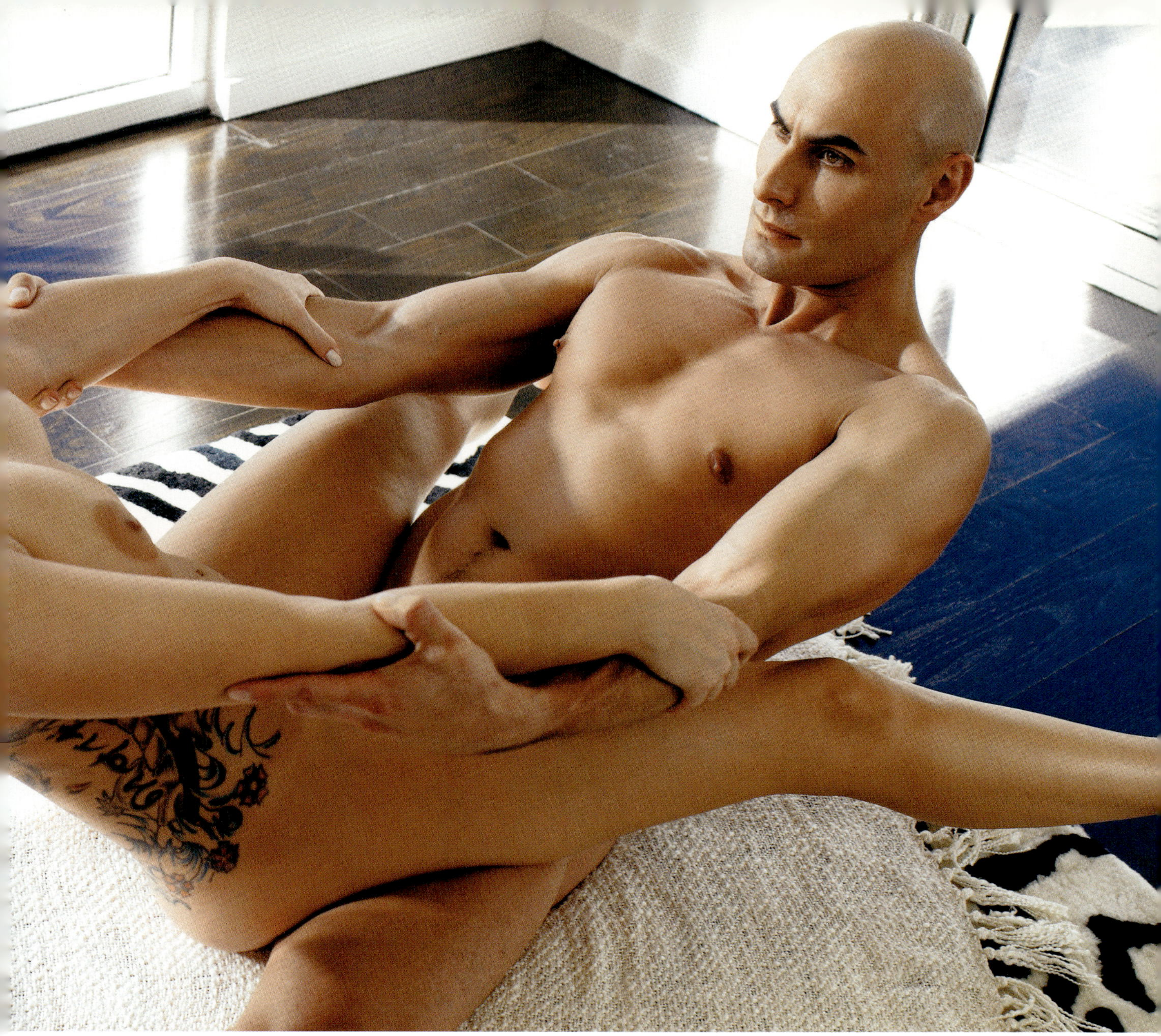

④ Während sich die orgasmische Energie aufbaut, fassen sich beide an den Händen, den Handgelenken oder den Unterarmen und lehnen sich langsam zurück. Spüren Sie, wie sich Ihr Herz öffnet, wenn Sie den Kopf zurücklegen und die Augen schließen. Genießen Sie die Tiefe der Lust, die sich aus der Konzentration der Energie im Becken entwickelt. Von oben betrachtet wirken Ihre Körper wie ein strahlender Diamant.

⑤ Indem Sie synchron einatmen, transportieren Sie die orgasmische Energie vom Becken zum Herzen. Atmen Sie Ihre sexuelle Energie über Ihre Arme und Hände aus, stellen Sie sich vor, wie sie in die Hände Ihres Partners fließt und über seine Arme durch seinen Köper in sein Becken. Mit zunehmender Übung werden Sie immer ausgedehntere Zustände orgasmischen Hochgefühls und Einklangs erleben – das wahre „Juwel" Ihres Liebesspiels.

35 DEN ELEFANTEN REITEN

Große Dinge auf engem Raum

DIESE KOMPAKTE STELLUNG ist ideal für eine intime Vereinigung auf engstem Raum geeignet, beispielsweise auf dem von einem Baldachin überdachten Reitsitz eines Elefanten, wo der schaukelnde Gang des Dickhäuters wenig eigene Bewegung nötig macht. Doch bereitet die Position auch zu Hause Vergnügen, wo kein Elefant zur Stelle ist.

① Der Mann geht in den Fersensitz, die Knie leicht gespreizt. Die Frau setzt sich, ihm zugewandt, rittlings auf seinen Schoß, die Beine angezogen, die Füße neben seine Hüften gestellt. Bevor er in sie eindringt, können sich beide umarmen, zusammen tief atmen und ihren Kopf auf die Schulter des jeweils anderen legen, um ihre beiden Herz-Chakren miteinander zu verbinden. Lassen Sie sich viel Zeit, um zur gemeinsamen Harmonie zu finden und Erregung aufzubauen.

② Wenn er bereit ist, umfasst er die Hüften der Frau und hilft ihr, sich so weit aufzurichten, dass sie sich auf seinem erigierten Vajra niederlassen kann. Nach mehreren synchronen Atemzügen und dem bewussten Wahrnehmen der Penetration verlagert die Frau den Körper ein wenig nach rechts und legt ihr rechtes Bein so eng wie möglich um das Gesäß des Mannes. Dann dreht sich der Mann so weit nach rechts, dass er ihren rechten Fußknöchel fassen kann. Indem er an ihrem rechten Bein zieht, bekommt er ein wenig Kontrolle über die gemeinsamen Bewegungen.

③ Mit seiner linken Hand kann er ihr Gesäß fassen und ihr helfen „den Elefanten zu reiten". Sie kann sich mit ihrer linken Hand an seiner Seite abstützen oder beide Arme um seinen Rücken schlingen. Es ist keine Stellung für tiefe Stöße, aber beide können das Vergnügen erforschen, das daraus erwächst, dass Yoni und Vajra so eng miteinander verschmelzen. Darüber hinaus bietet diese Position der Frau eine gute Gelegenheit, ihre Fähigkeit zu üben, den Mann zu „melken" , indem sie den Beckenboden und die Vaginalmuskeln anspannt. Führen Sie leicht schaukelnde Bewegungen aus und spielen Sie mit der Vorstellung, Sie würden auf dem Rücken eines sanften Dickhäuters sitzen.

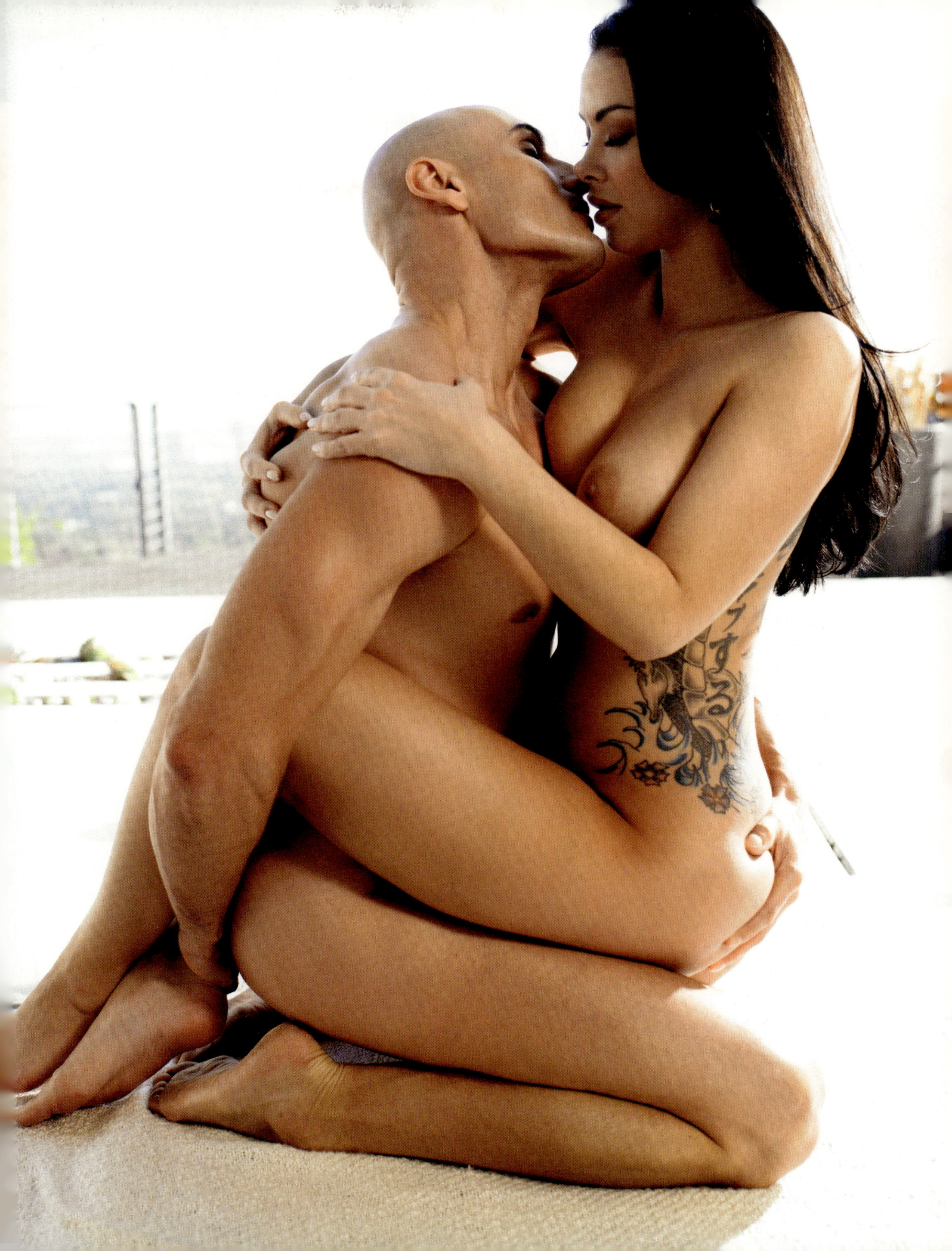

36 DER PFLUG

Beackern Sie ihren fruchtbaren Boden

DIESE STELLUNG IST FÜR PAARE GEEIGNET, die eine Position für Fortgeschrittene probieren möchten und eine tiefe Penetration wünschen. Sie bietet dem Mann, der hinter der Frau kniet, einen erregenden Blick auf ihren Körper. Viele Frauen empfinden es extrem erregend, sich dem „Bauern" hinter dem Pflug vollkommen zu unterwerfen und ihm die Führung zu überlassen. Und genau das intensiviert die Kraft der heiligen Männlichkeit, denn er hat bei dieser Stellung die völlige Kontrolle über alle Bewegungen.

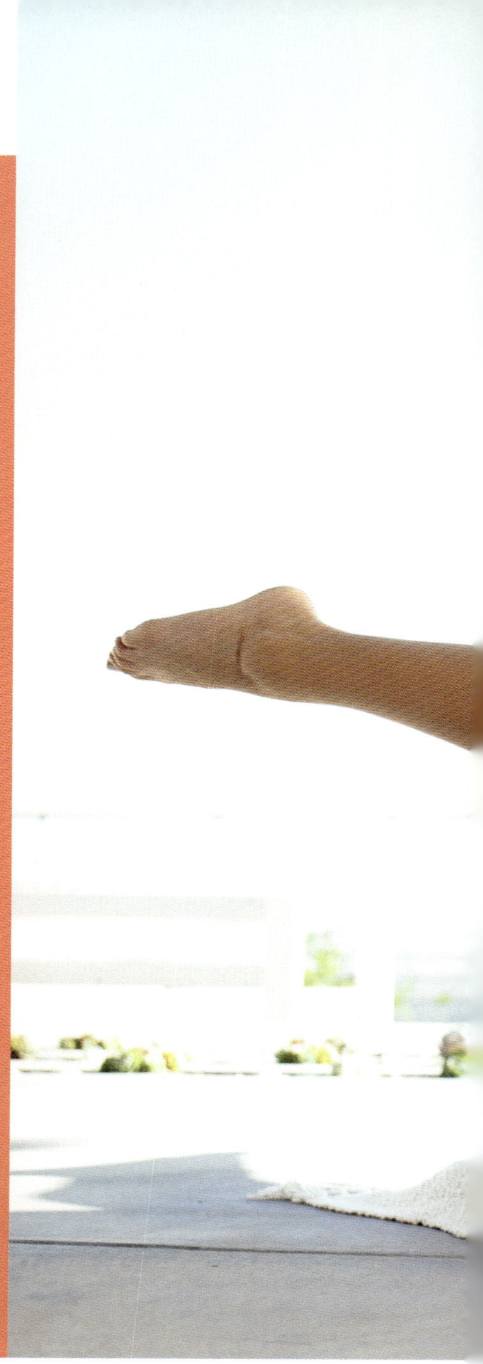

① Der Mann nimmt auf einer festen, aber gut gepolsterten Unterlage mit geschlossenen Knien den Fersensitz ein und bittet die Frau, sich mit dem Rücken zu ihm auf seinen Schoß zu setzen. Sie stellt die Füße flach auf den Boden, um ihr Gleichgewicht zu halten, während beide sich gegenseitig erregen. Der Mann hat die Hände frei, um ihre Brüste, ihren Bauch und ihre Schenkel zu streicheln. Er kann ihren Nacken und Rücken küssen, ihr Haar liebkosen und ihr Liebesschwüre oder kleine Unartigkeiten ins Ohr flüstern. Sie kann seine Beine streicheln und durch schaukelnde Bewegungen seinen Vajra und ihre Yoni reizen.

② Sind beide bereit, beugt die Frau den Oberkörper vor und stützt sich auf die Hände. Der Mann hält sie um die Hüften und hebt sie auf seinen erigierten Vajra.

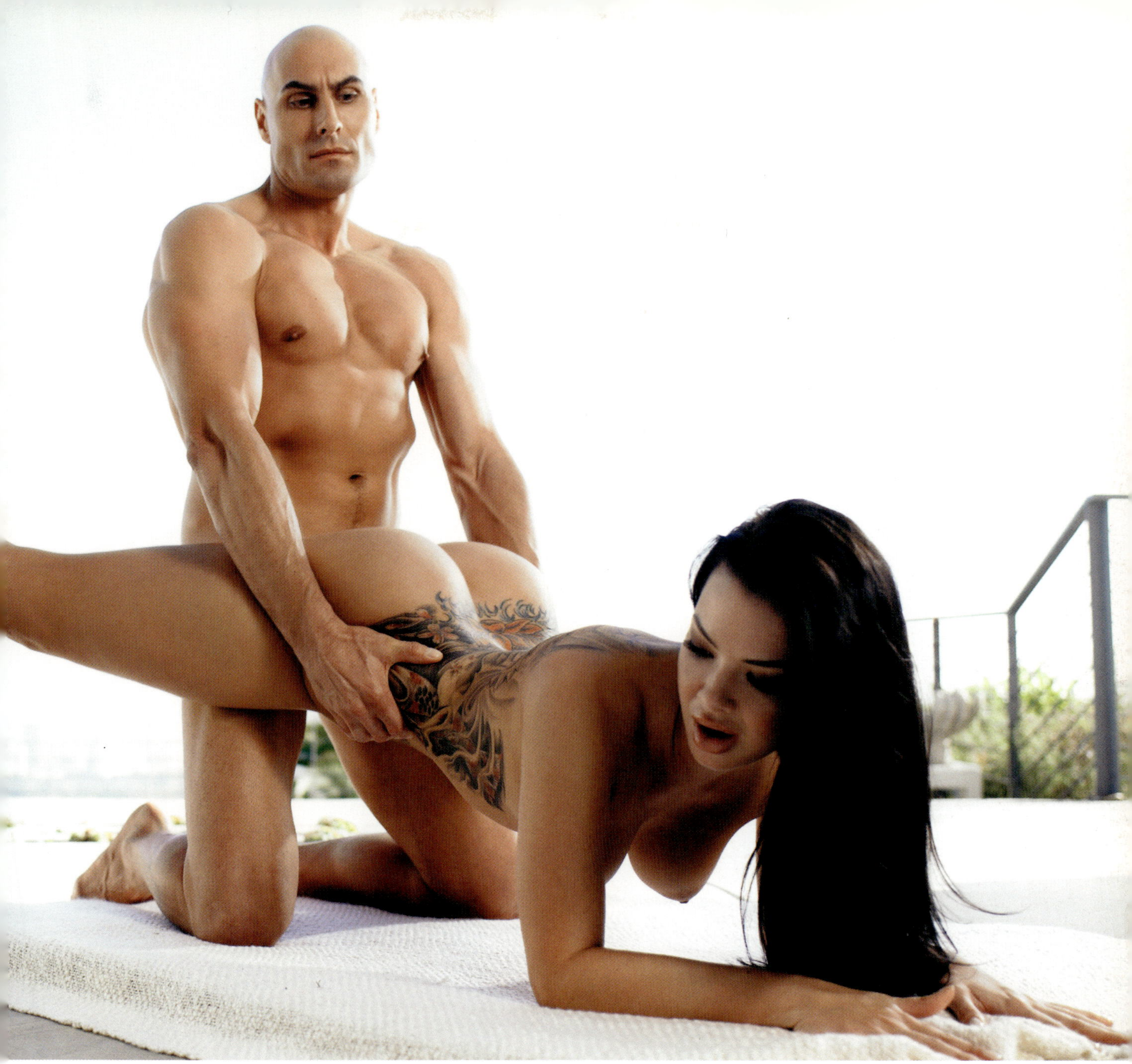

③ Die Frau stützt sich auf die Unterarme und Hände. Während er sie mit beiden Händen fest an den Lendenbeugen hält, streckt sie nacheinander beide Beine langsam nach hinten, sodass sie eine V-Form bilden. Indem sie die Beine bis in die Fußspitzen streckt, kann sie mehr erdende Sexualenergie aktivieren und durch ihre Füße schicken.

④ Der Mann kontrolliert die Bewegungen, indem er sich nach vorn beugt und in sie stößt. Sie kann sich seinem Rhythmus anpassen und – auf die Arme gestützt – ihren Körper nach hinten pressen. Genießen Sie die reiche Ernte sexueller Wonnen, die diese Stellung bietet.

37 DIE GEÖFFNETE BLÜTE

{ Ihre Perle entfaltet sich in der Sonne }

IN DIESER VARIANTE DER MISSIONARSSTELLUNG hebt die Frau ihr Becken an und öffnet ihre Beine, so wie sich die Blütenblätter einer Blume der Sonne öffnen. Es ist eine sehr dynamische Stellung, bei der die Frau sowohl einen starken Oberkörper als auch starke Beine benötigt. Da sie eine tiefe Penetration und ein leichtes Eindringen ermöglicht, ist sie zugleich auch eine machtvolle Position für beide. Die erhöhte Lage der Frau stimuliert darüber hinaus ihr Hals-Chakra, was ihr den Mut verleiht, die Wahrheit auszusprechen.

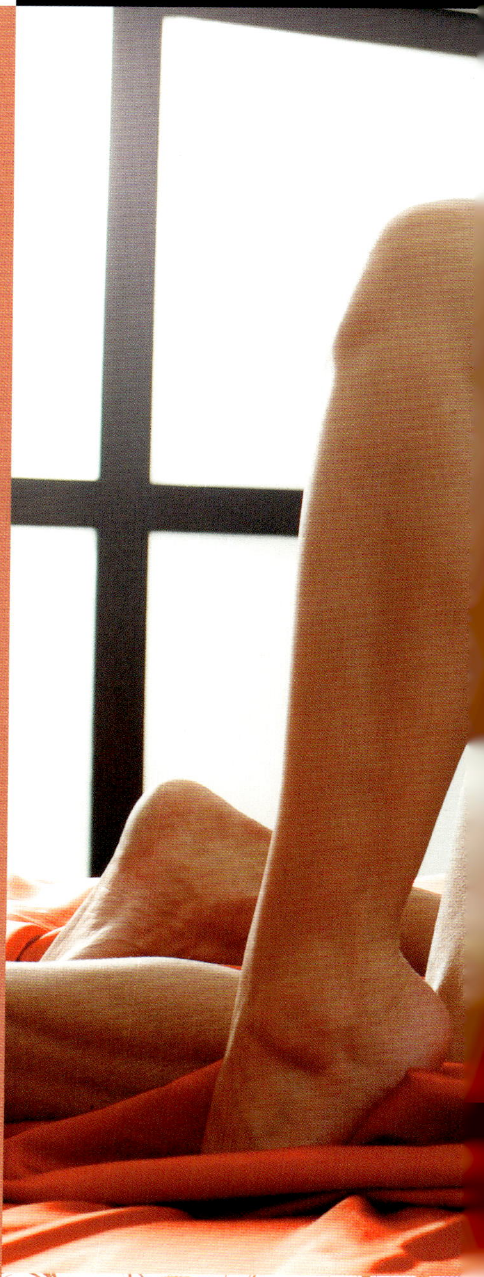

„Wenn wir das Gefühl für die Heiligkeit des Eros und seinen Platz in der Natur der Dinge wiedererlangen könnten, würden wir erkennen, wie eingeschränkt unsere Sicht in Bezug auf Sex ist – und wir würden sie ohne Moralismus im Zentrum des Lebens wiederherstellen, wo sie uns Lebenskraft und Vertrautheit in unvorstellbarem Ausmaß schenkt. Bevor wir unserer Sexualität Tiefe und Reichtum verleihen können, müssen wir den Wert von tief empfundener Lust und Leidenschaft entdecken und gleichzeitig unseren Drang zügeln, unsere Gefühle ständig kontrollieren zu wollen und unseren Glauben an den Wert der Unterdrückung und des Leidens ablegen."

Thomas Moore, „The Soul of Sex"

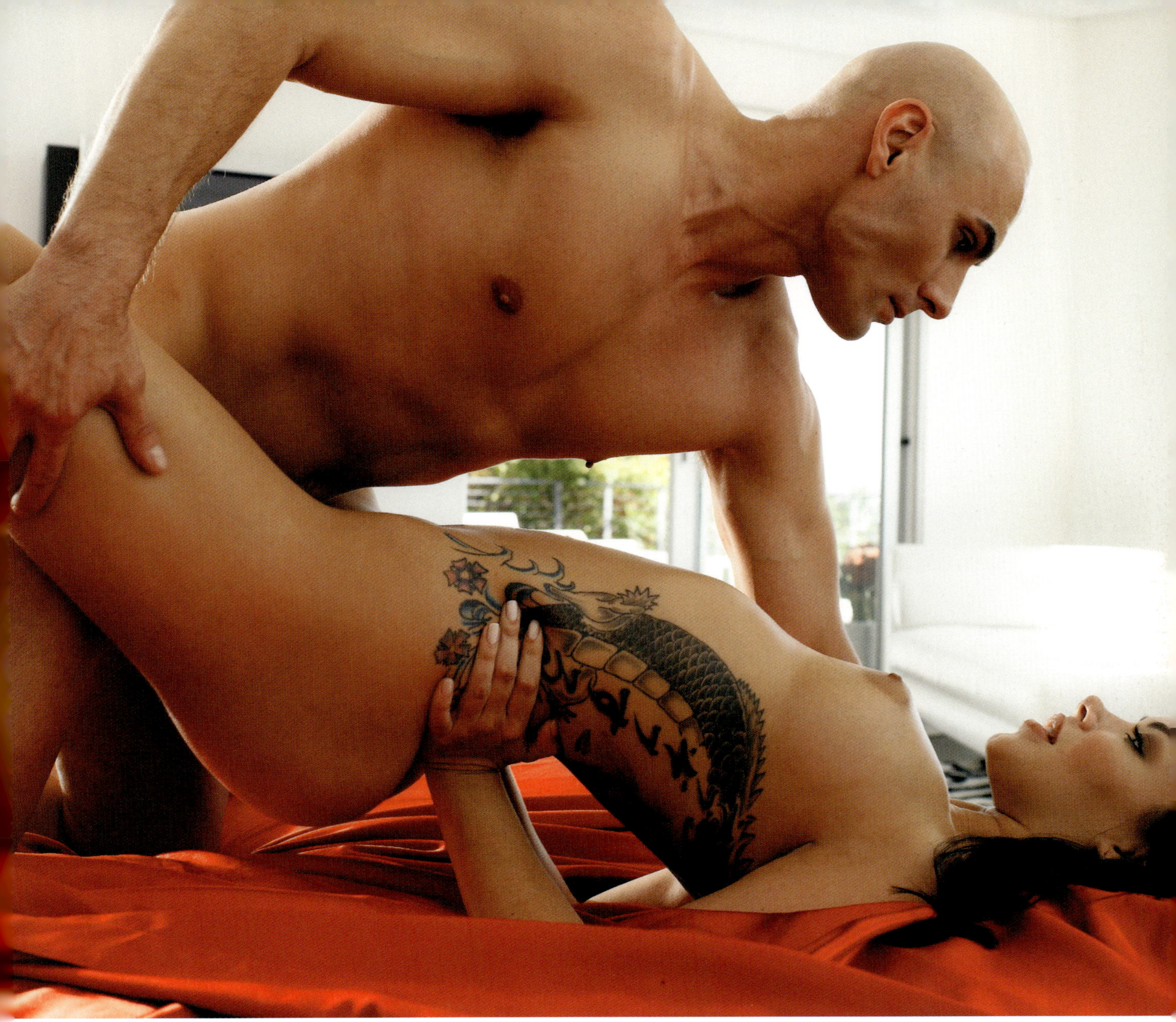

① Die Frau liegt auf dem Rücken und hebt ihre Hüften weit an. Sie stellt ihre Füße auf die Ballen und zieht sie so weit wie möglich an (idealerweise befinden sich ihre Füße danach neben oder unter dem Po). Für die nötige Stabilität sorgen bei dieser Position ihre nach hinten zusammengezogenen Schultern sowie ihre Hände, mit denen sie ihre Hüften stützt.

② Der Mann kniet zwischen ihren Beinen und dringt in ihre geöffnete Blüte ein, wobei sein Gewicht auf seinen Armen ruht. Er kann eine Hand auch dazu benutzen, ihre Brüste zu streicheln und ihr Gesicht zu liebkosen. Alternativ umfasst er mit einem Arm ihr Gesäß, um ihr mehr Halt zu geben und das Eindringen zu erleichtern.

38 DER WEISSE TIGER

Verführen Sie ihn dazu, sich auf Sie zu stürzen

BEI DIESER VERFÜHRERISCHEN Stellung versucht die Frau einmal mehr, den Tiger in ihm dazu zu reizen, über sie herzufallen. Dabei dringt der Mann von hinten in sie ein, was viele Männer und Frauen besonders erregend finden: Er kann die aufreizenden Kurven ihres Rückens bewundern und sie die direkte Stimulation ihres heiligen Punktes genießen. Zudem ermöglicht diese Position eine tiefe Penetration, was beiden zusätzlich Vergnügen bereiten wird.

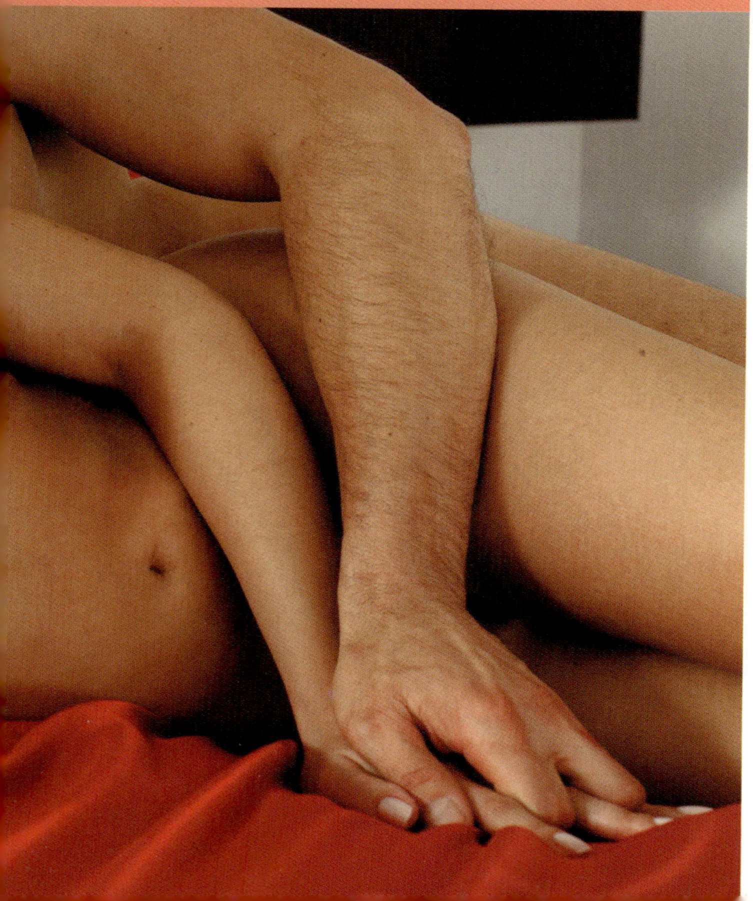

① Bei dieser Stellung liegt die Frau zunächst allein auf dem Bett, während der Mann daneben steht und es genießt, ihr zuzusehen. Spielen Sie ruhig ein wenig die Verführerin, meine Damen. Tragen Sie heiße Dessous, die Sie langsam ausziehen oder zur Seite schieben, um ihn mit Ihrem Anblick und Ihrem Duft zu reizen. Wenn sie nicht beim Liebesspiel stören, kann es sehr reizvoll sein, einen Teil davon anzubehalten oder sich vom Leib reißen zu lassen (Netzbodys eignen sich gut dafür). Achtung, meine Herren: Klären Sie das mit Ihrer Partnerin im Vorfeld, denn wenn Sie ihre teure Wäsche ruinieren, könnte es sein, dass Sie eine andere Art von Tiger wecken.

② Denken Sie als Frau an eine Katze, wenn Sie sich anmutig auf allen vieren bewegen. Schauen Sie ihn über Ihre Schulter hinweg mit leuchtenden Katzenaugen an und knurren beziehungsweise schnurren Sie. Lassen Sie Ihren Po kreisen und bewegen Sie ihn vor und zurück, als würden Sie von Ihrem Tiger gestoßen.

③ Als Mann genießen Sie so lange wie möglich die Vorfreude, bis Sie den Tiger in sich nicht mehr bezähmen können. Nun beugt die Frau ein Knie leicht und schiebt mehrere Kissen unter ihre Hüften und unter ihren Bauch. Zwar ist es für sie schwierig, in dieser Situation an ihre Klitoris heranzukommen, aber das Reiben an den Kissen ist eine hervorragende Alternative.

④ Der Mann stützt sich auf seinen Armen ab oder ergreift ihre Taille. Während er leidenschaftlich in sie stößt, kann er ihren Kopf an den Haaren nach hinten ziehen, um ihren Rücken noch stärker durchzudrücken. Da diese Stellung für die meisten Männer sehr stimulierend ist, sollte er zwischen langsamen, flachen und schnellen, tiefen Stößen abwechseln.

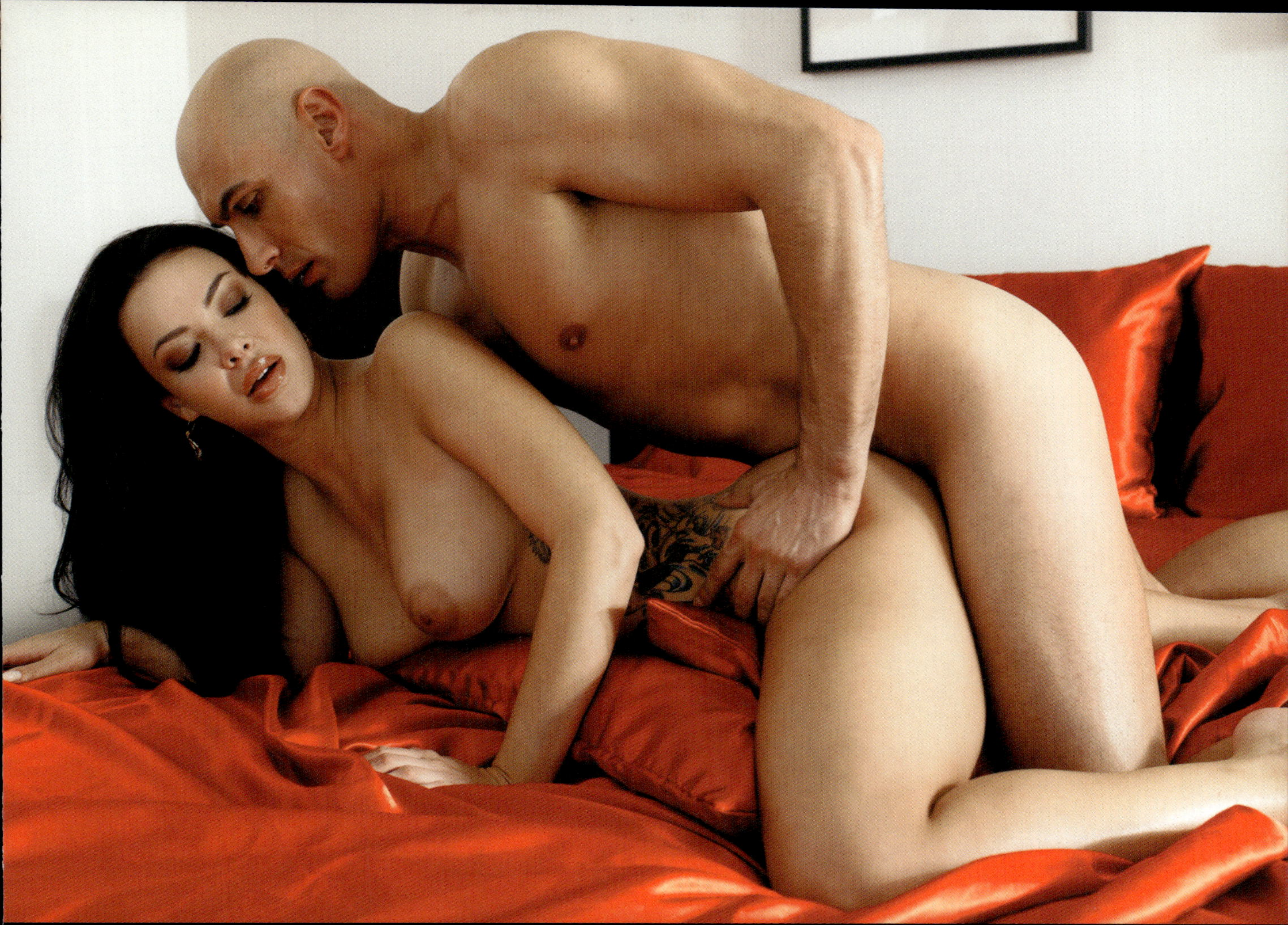

Machen Sie ein wenig Lärm

Geräusche sind einer der drei Schlüssel, um sexuelle Energie fließen zu lassen (die anderen beiden sind Atem und Bewegung). Zapfen Sie deshalb Ihre tierische Ur-Energie an und verleihen Sie Ihren Empfindungen während des Liebesspiels hörbar Ausdruck. Anfangs wird es sich vielleicht etwas komisch anfühlen, aber Ihr Partner wird es sehr wahrscheinlich aufregend finden, Sie wie ein Tier knurren, schnurren oder grunzen zu hören.

Sie werden überrascht sein, wie sexuell stark Sie sich fühlen, wenn Sie sich gehen lassen. Sich auszudrücken ist einer der wichtigsten Wege, um sexuelle Energie aufzubauen und zu vermehren, indem Sie sie von Ihrem Becken nach oben in Ihre Kehle lenken. Erlauben Sie sich deshalb auch, laut zu werden, um Ihre Reaktionen darauf tiefer zu erforschen.

Sie machen sich Sorgen wegen der Kinder oder der Nachbarn? Das Kamasutra betrachtet Sexualität als einen integralen Bestandteil des Lebens; der Klang der Liebe ist ein fröhlicher Satz der Sinfonie, den man zelebrieren und nicht totschweigen sollte.

39 BERG UND TAL

Treffen Sie sich in der Mitte

DIE LEHREN DES KAMASUTRA begreifen das dynamische Zusammenspiel der Gegensätze als eine Quelle der Lust und der Leidenschaft: männlich und weiblich, hart und weich, schnell und langsam, voll und leer. Ausgelassene Liebende erforschen in ihrem Liebesspiel sowohl die Berge als auch die Täler, schätzen sowohl den Blick vom Gipfel als auch die Fruchtbarkeit des Landes darunter. Diese Stellung schickt heilende Energie in den Bauch und die Kehle der Frau, während er sich seine heilige männliche Stärke zunutze macht.

Sie benötigen dazu einige feste Kissen -oder große Polster. Denn idealerweise befinden sich die Hüften der Frau auf einer Höhe mit dem Becken des vor ihr knienden Partners. Seine Knie sollten ebenfalls auf Polstern ruhen. So können beide entspannt genießen, ohne sich Gedanken um ausreichenden Halt machen zu müssen.

① Die Frau liegt auf dem Rücken, ihre Hüften lagern erhöht (in Höhe seines Beckens). Am Anfang kniet er zwischen ihren Beinen. Sie entspannt ihre Knie und legt ihre Füße auf seinen Waden ab. Nun kann er ihre Beine und ihre Yoni liebkosen oder ihr dabei zusehen, wie sie sich selbst stimuliert, während sie seinen anschwellenden „Berg" betrachtet. Sind beide bereit, dringt er in sie ein.

② Sie legt eines ihrer Beine auf seine Schulter und ergreift mit der entsprechenden Hand die des Mannes. Auf diese Weise können beide sich gemeinsam vor und zurück bewegen und ihren Rhythmus finden, wobei sich diese Position ideal für eine Serie von sieben flachen Stößen eignet, gefolgt von einem langsamen, tiefen. Grundsätzlich ist dies eine für beide bequeme Stellung. Ermüdet das Bein der Frau, wechselt sie zum anderen. Experimentieren Sie ruhig auch mit dem Penetrationswinkel und beobachten Sie, was sich für Sie am besten anfühlt. Und halten Sie Augenkontakt mit Ihrem Partner – sowohl bevor als auch während Sie den Gipfel erreichen.

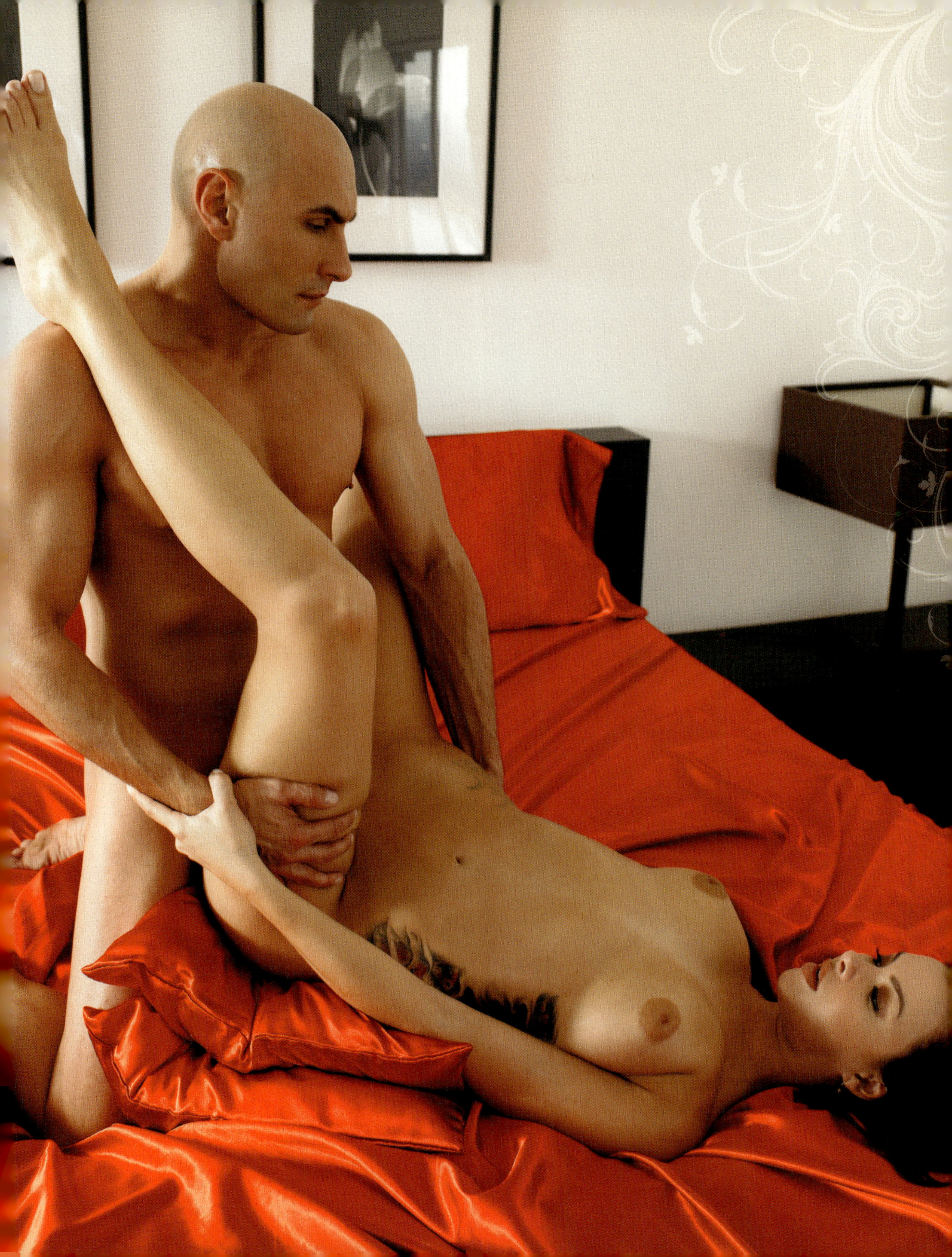

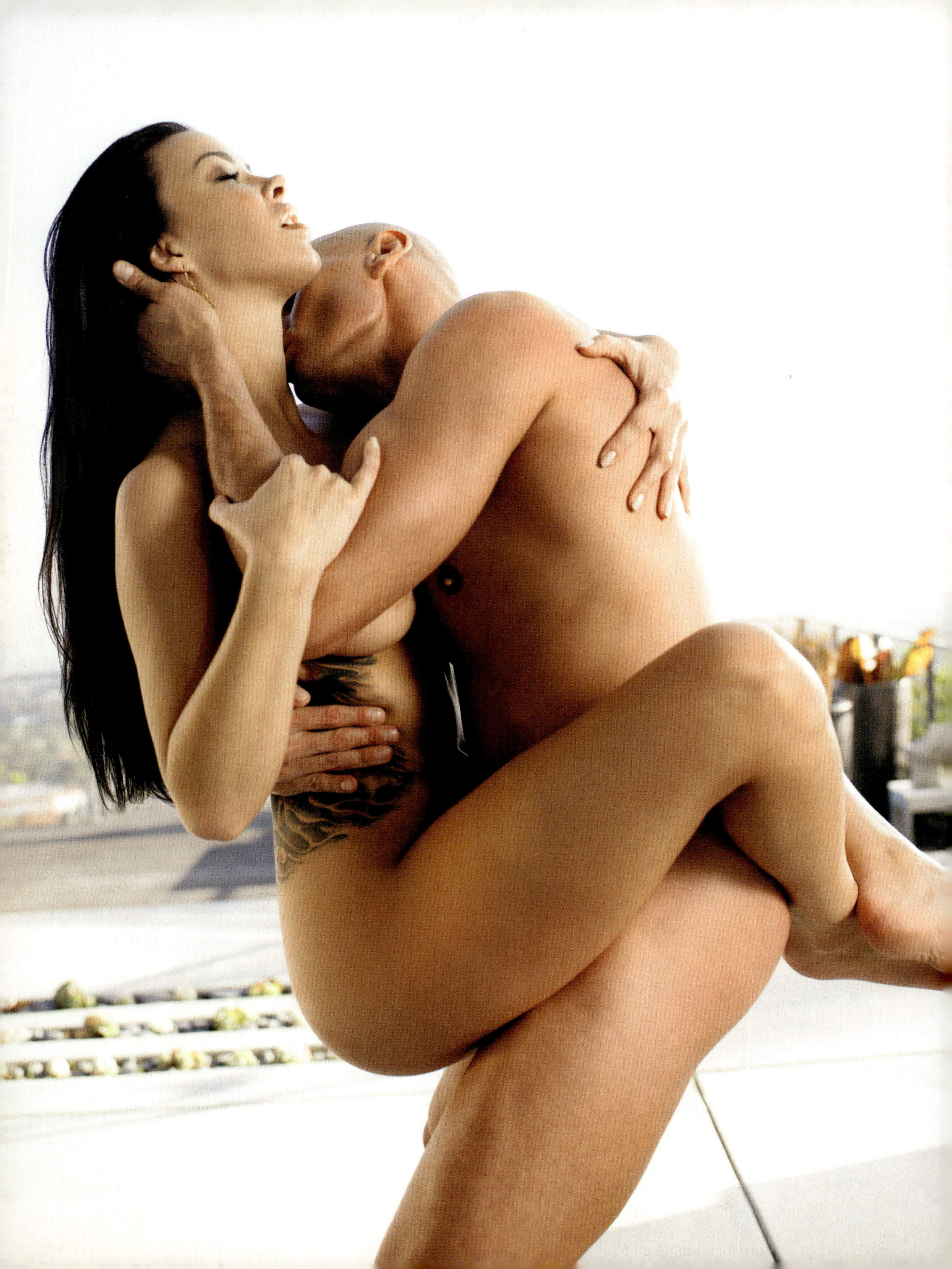

Magnetische Anziehungskraft

Vatsyayana unterscheidet sowohl bei Männern als auch bei Frauen bezüglich ihres „fleischlichen Verlangens und der Kraft ihrer Leidenschaft" drei Kategorien: Sie können „klein, mittel oder stark" sein. Nach der „Tiefe ihrer Yoni" kann eine Frau „Gazelle, Stute oder Elefantenkuh" sein. Männer ordnet er nach der Größe ihres Vajra als „Hase, Stier oder Hengst" ein. Durch diese Einteilung kann es zu „gleichen oder ungleichen Liebesgenüssen" kommen, wobei die besten Kombinationen diejenigen sind, bei denen Größe und Verlangen übereinstimmen oder zumindest nah beieinander liegen.

Obwohl diese Vorstellung in der Praxis durchaus Vorzüge hat, sollten Sie sich nicht in eine dieser strikten Kategorien einordnen. Probieren Sie die Stellungen aus, die Ihnen beiden am meisten Vergnügen bereiten, und versuchen Sie, diese zu vervollkommnen. Denken Sie an die Weisheit des Magneten, wenn es um das Maß der Leidenschaft geht: Je besser die ungleich geladenen Pole aufeinander ausgerichtet sind, desto stärker die Anziehungskraft. Gleich geladene Pole stoßen sich ab.

Sind Sie beispielsweise im täglichen Leben eine beruflich erfolgreiche, selbstbewusste Powerfrau, die sich im Bett einen Mann wünscht, der ihr die Kleider vom Leib reißt und sie stürmisch nimmt, dann führen Sie sich nicht wie der Boss auf, der Befehle erteilt. Um seine männliche Energie zu wecken, ist es besser, Sie aktivieren Ihre zarte, verletzliche Weiblichkeit und Ihre Sinnlichkeit.

Obwohl fast alle Frauen im Kern weiblich und alle Männer im Kern männlich sind, spielt es keine Rolle, wer welchen Pol darstellt (geübte Liebende tauschen die Rollen ohnehin gern). Wichtig ist allein, dass kein Wettstreit um denselben Pol entsteht oder sich beide in der Mitte treffen. Das ergibt eine harmonische Freundschaft, aber keine Leidenschaft im Schlafzimmer.

Ganz langsam, tief unten

Das Kamasutra widmet sich sehr intensiv der Werbung um den Partner und den Verführungskünsten. So werden beispielsweise viele Tage des Vorspiels empfohlen, ehe es schließlich zum Sex kommt. Dem Mann rät es, sich Zeit zu lassen, denn „die Frau ist von zarter Natur und wünscht, dass man sie zart umwerbe. Will der Mann sie roh besitzen ..., lernt sie, den Liebesgenuss, ja sogar das ganze männliche Geschlecht zu hassen."

Den „ungestümen jungen Männern" rät Vatsyayana, „niemals das Vorspiel zu vergessen", denn ihnen obliege es, die Frau zu befriedigen und auf ihre Wünsche zu hören. Jeden Teil ihres Körpers und die dort zu weckende Lust zu erforschen sei ihre Pflicht.

Die hektische Zielorientiertheit des Westens führt jedoch oft dazu, dass die Partner ganz auf den Orgasmus fixiert sind und darüber die Ekstase der Reise dorthin vergessen. Der erste Schritt, dies zu ändern, besteht darin, zu erkennen, dass man an die Zukunft denkt und zum Orgasmus drängt. Wenn Sie spüren, dass Sie „dort", aber nicht „hier" sind, entspannen Sie sich und achten Sie auf die Stelle, an der Sie gerade Vergnügen empfinden. Atmen Sie in diese Stelle, versuchen Sie, sich dem Genuss zu öffnen und ihn im Hier und Jetzt zu erweitern. Verlangsamung führt Sie weg von der Autobahn, hin zu ruhigen Seitenstraßen, die Sie zu ganz neuen Lustempfindungen geleiten. Kamasutra-Liebende streben nicht rasch dem Ende zu, sie wollen die Lust so lange wie möglich ausdehnen.

40 EIN PANTHER SPRINGT

[Sie mit Leidenschaft von hinten nehmen]

WIR LIEBEN DAS GEHEIMNISVOLLE, das den Panther umgibt – seine wilde Stärke, gepaart mit der Geschmeidigkeit der Katze. In der Welt der Katzen schlägt das männliche Tier bei der Begattung seine Fänge in das Nackenfell des Weibchens. Daran erinnert diese Kamasutra-Stellung, denn die Frau liegt schutzlos auf dem Bauch, während der Mann sie leidenschaftlich von hinten nimmt.

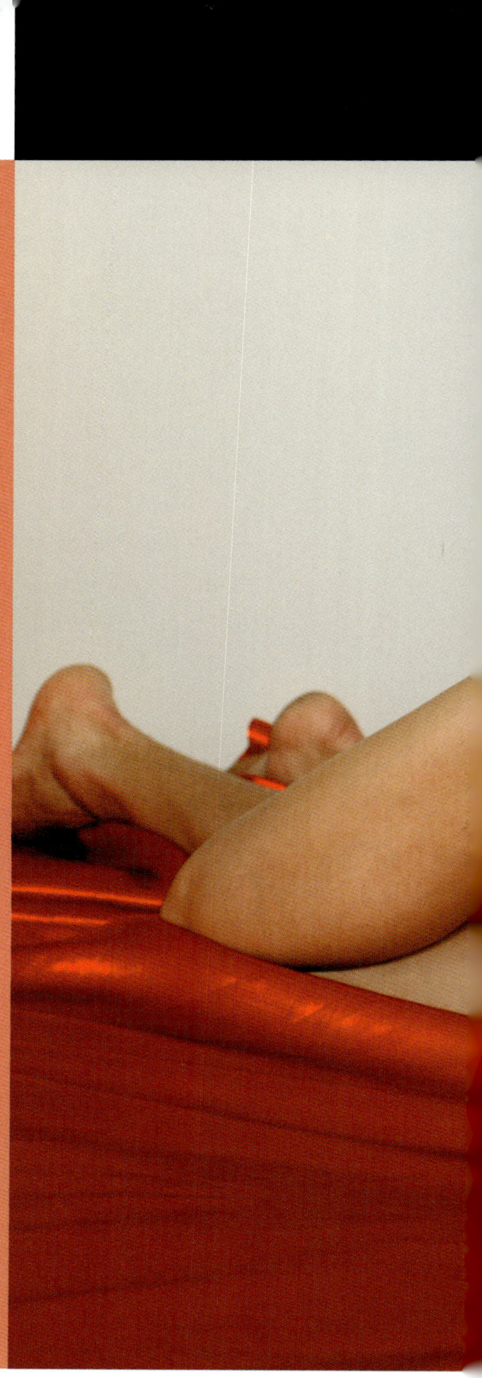

① Die Frau liegt bäuchlings flach auf dem nicht zu weichen Bett. (Achtung: Ihr Rücken sollte nicht zu weit nachgeben.) Unter ihrem Kopf liegt ein Kissen, unter dem Körper eine Decke. Dann winkelt sie die Beine an und fasst ihre Knöchel fest mit den Händen, um sich für den Mann zu öffnen.

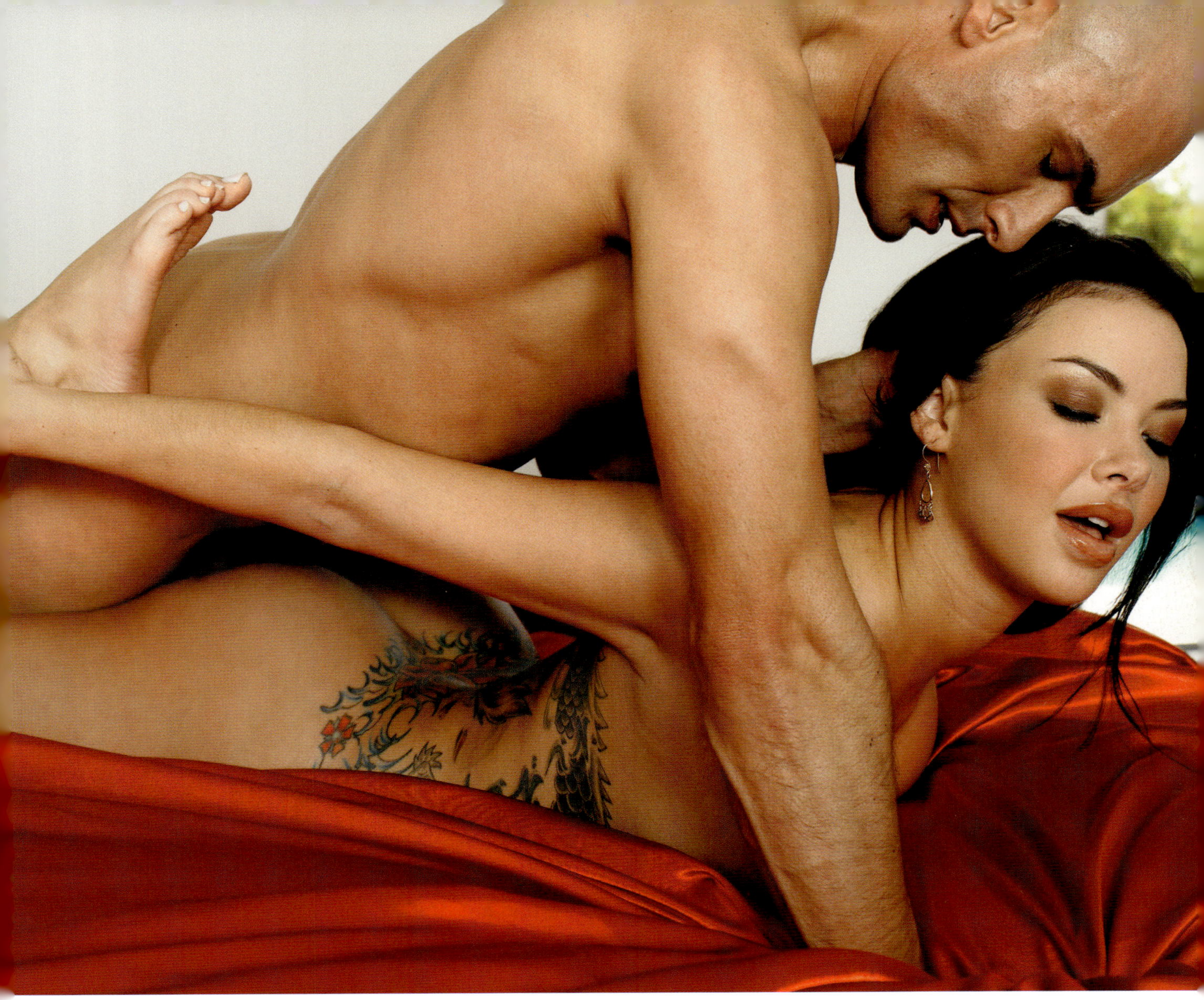

② Er kniet zwischen ihren Schenkeln. Ehe er eindringt, erregt er sie, indem er seinen gut angefeuchteten Vajra über die Spalte ihres Pos gleiten lässt. Dann dringt er ein und wechselt zwischen flachen und heftigen, tiefen Stößen. Die Frau kann je nach Kraft und Gelenkigkeit ihre Beine zusammendrücken oder weiter öffnen, um die Empfindungen zu variieren.

③ Der Mann kann während des Aktes die Haare der Frau packen oder sanft in ihren Nacken beißen, um im erotischen Rollenspiel den dominierenden männlichen Panther nachzuahmen. Er kann sich auch auf die Ellenbogen stützen oder seine Arme unter ihre Achseln schieben und sich an ihren Schultern festhalten, um so ihren Rücken stärker zu beugen. Hier ist Kommunikation gefragt, damit sich keiner von beiden überanstrengt.

Lohe

WIE VIEL HITZE VERTRAGEN SIE? MANCHMAL SPRENGT EIN FEUER ALLE GRENZEN UND WÜTET WIE EIN INFERNO IN ALLE RICHTUNGEN. DIE LEIDENSCHAFT ÜBERWÄLTIGT SIE UND SIE FÜHLEN SICH VERLOREN IN DER HITZE DIESES ZEITLOSEN MOMENTS. UNTERNEHMEN SIE EINEN ABSTECHER INS ABENTEUER MIT DIESEN GLÜHEND HEISSEN STELLUNGEN, DIE NUR FÜR DIE ATHLETISCHSTEN UND KÜHNSTEN LIEBESPAARE GEEIGNET SIND.

41 DER FROSCH

{ Schnell und tief aus der Hüfte }

STARKE HÜFTEN WIE EIN FROSCH benötigt der Mann bei dieser Stellung, damit sein Vajra in ihre Yoni „hüpfen“ und sie beide die Höhen der Lust erklimmen lassen kann. Die Frau bleibt dabei äußerlich relativ unbewegt und benutzt ihre Lustpumpe (Seite 69), um beiden Vergnügen zu bereiten. Die ersten Augenblicke bieten die Möglichkeit, sich innig zu umarmen, was der Frau erlaubt, sich ganz den starken Armen ihres Partners anzuvertrauen.

① Am besten eignet sich ein solider Untergrund, wobei auch einige Kissen bereitliegen sollten, auf die sich die Frau später gegebenenfalls zurücksinken lassen kann. Der Mann nimmt eine kauernde Haltung ein, wobei seine Füße flach auf dem Boden stehen und seine Knie weit geöffnet sind. Benötigt er mehr Halt, kann er sich auch mit dem Rücken gegen eine Wand lehnen.

② Die Frau sitzt auf seinem Schoß und umarmt ihn. Dabei behält sie die Füße entweder am Boden oder stützt sich mit ihnen an der Wand ab, um besser die Balance halten zu können und ihn etwas zu entlasten. Wenn beide bereit sind, führt sie seinen Vajra in ihre Yoni ein. Nun kann er sie sanft wiegen oder mithilfe seiner Hüften Stoßbewegungen ausführen. Alternativ kann er auch bewegungslos verharren, während sie ihre Liebespumpe zum Einsatz bringt.

Zeichen setzen

Das Kamasutra geht auch ausführlich auf das Thema Beißen und Kratzen ein, was vor allem bei denjenigen vorkommt, „die besonders leidenschaftlich sind“ und „diese Praktiken angenehm finden“. Vatsayayana beschreibt genau, wie man auf der Haut des Partners mithilfe der Fingernägel diverse Male hinterlässt, zum Beispiel „Tigerkralle, Pfauenfuß, Halbmond und Kreis, blauer Lotus, Sprung des Hasen“, um nur einige dieser „Zeichen der Erinnerung“ zu nennen. Er sagt, dass ein solches Symbol der Leidenschaft, das deutlich sichtbar die Brust einer Frau oder den Nacken eines Mannes ziert, wahrscheinlich „Liebe und Respekt“ bei anderen auslösen wird.

Obwohl viele von Ihnen diese antiken Praktiken abstoßend oder beleidigend finden werden, wissen leidenschaftliche Paare doch um den schmalen Grat zwischen Schmerz

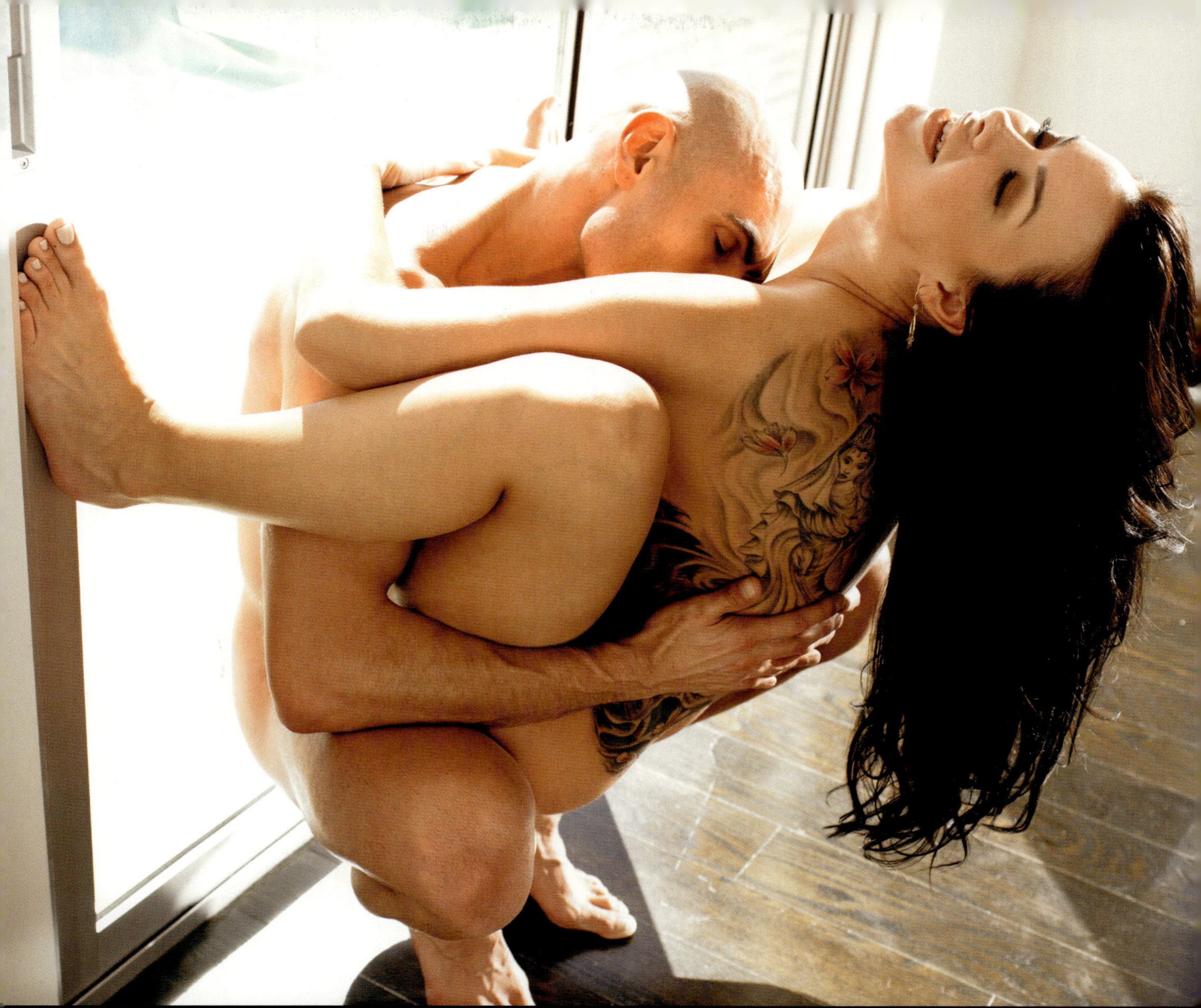

und Lust. In der Hitze des Moments kann Sie ein wenig Schmerz auf eine ganz neue Ebene der Erregung katapultieren. Sprechen Sie mit Ihrem Partner im Vorfeld über Ihre Wünsche und Vorlieben – vor allem wenn sie etwas ausgefallener sind. Möchten Sie gern Spielarten wie Bondage/Disziplin, Dominanz/Unterwerfung oder Sadomasochismus (im Allgemeinen auch BDSM genannt) ausprobieren, sorgen Sie dafür, dass es einvernehmlich geschieht. Und vereinbaren Sie ein Codewort, das Sie beide benutzen können, um jegliche Aktion sofort zu beenden, wenn es Ihnen zu weit geht. Wählen Sie zu diesem Zweck ein Wort, das Sie normalerweise nicht im Schlafzimmer benutzen, zum Beispiel „Gänseblümchen". Nicht geeignet sind Begriffe wie „Halt" oder „Nein", weil diese häufig auch im Rahmen eines Rollenspiels verwenden werden („Nein – stopp – du dreckiger alter Pirat!").

42 SHIVAS TANZ

⟦ Die stehende Feier der kraftvollen Männlichkeit ⟧

EINE NATÜRLICHE WEITERENTWICKLUNG des Froschs stellt diese Position dar. Sie ist eine leidenschaftliche Feier des Gottes Shiva, der in ganz Indien als die Verkörperung der heiligen männlichen Kraft – in der ekstatischer Umarmung mit seiner Göttin Shakti – verehrt wird. Bei dieser hoch energetischen Position vereinigen sie sich im heiligen Tanz, indem Shakti ihre Beine um Shiva schlingt, während er aufrecht steht. Im Kamasutra „Gestützte Zusammenkunft“ genannt, ist diese stehende Stellung besonders für schnellen, energischen Sex geeignet, der Ihnen beiden Kraft und Ausdauer abverlangt.

① Wenn Sie nicht vom Frosch aus in diese Stellung übergehen, sollte die Frau mit weit geöffneten Knien auf der Kante des Bettes oder eines Stuhls sitzen. Der Mann geht vor ihr in die Hocke, sodass sie ihre Beine um ihn schlingen und er aus dieser Position in sie eindringen kann. Um ihr Gewicht abzustützen, legt sie ihm die Arme um Schultern oder Nacken (ohne ihn dabei zu sich heranzuziehen). Zusätzlichen Halt verleiht ihr das Anspannen der inneren Muskeln ihrer Oberschenkel, die sie um seine Hüften gelegt hat, während sie die Füße hinter seinem Rücken fest verschränkt.

② Dann richtet er sich zum Stand auf und umfasst entweder ihre Taille oder ihr Gesäß, während er in sie stößt. Indem sie den Oberkörper und die Kraft ihrer Schenkel einsetzt, kann sie kreisende oder schaukelnde Bewegungen ausführen.

③ Wenn einer oder beide ermüden, geht der Mann erneut leicht in die Hocke und setzt sie wieder auf der Bett- oder Stuhlkante ab – möglichst ohne dabei aus ihr hinauszugleiten. Es ist der ideale Moment, sich tief in die Augen zu blicken, zu atmen, die sexuelle Energie kreisen zu lassen und die Ruhe zu nutzen, um das orgasmische Potenzial aufzubauen.

④ Wenn die Körper des Mannes und der Frau erneut zusammen tanzen möchten, schlingt sie die Beine wieder fest um ihn und er hebt sie erneut an. Auf diese Weise können sie gemeinsam über mehrere Zyklen hin Energien für einen kraftvollen Orgasmus aufbauen.

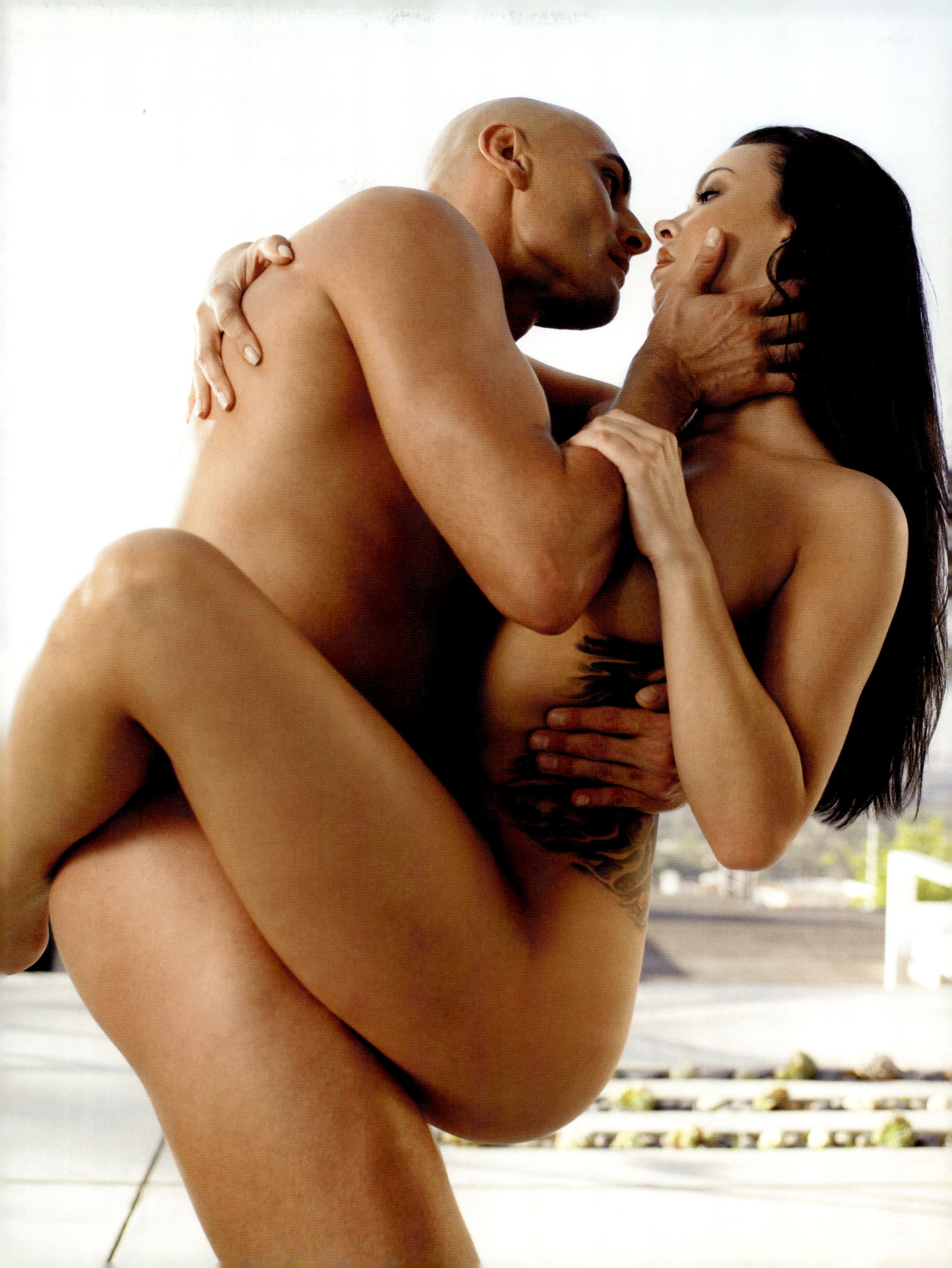

43 DER SCHMETTERLING

Ein ausbalancierter Flug zur Ekstase

OBWOHL DIE BEWEGUNGSMÖGLICHKEITEN bei dieser anstrengenden Stellung eingeschränkt sind, ist sie von hoher Intensität, denn die Frau wird vom Mann gehalten und öffnet ihre Flügel wie ein Schmetterling. Der Mann braucht viel Kraft im Oberkörper, um das Gewicht der Frau stützen zu können. Sie muss darauf achten, seinen Nacken und Rücken nicht zu sehr zu belasten. Lassen Sie die Kommunikation auch in der Hitze der Leidenschaft nicht abreißen, sondern sagen Sie, falls Ihnen etwas wehtun sollte. Am besten praktizieren Sie diese Stellung auf einem festen Untergrund, damit der Mann die Balance halten kann.

① Der Mann geht in den Fersensitz. Die Frau sitzt rittlings auf seinem Schoß und schlingt die Füße um ihn. So können sich beide umarmen und streicheln, Leidenschaft aufbauen und sich auf die Vereinigung vorbereiten.

② Der Mann hebt das rechte Knie, sodass es im rechten Winkel zum Körper steht. Die Frau umschlingt seinen Nacken und stützt sich leicht mit den Füßen ab, um ihm das Eindringen zu erleichtern. Danach lehnt sie sich gegen seine gebeugten Knie, während er sie in Höhe des Kreuzes hält.

③ Nun hebt sie ihr linkes Bein und legt es in die Beuge seines rechten Ellenbogens. Das rechte Bein legt sie auf seine linke Schulter, was ihre Schmetterlingsflügel völlig öffnet. Er wiegt sie, während sie sich zurücklehnt und seinen Nacken umfasst. Alternativ kann sie das rechte Bein unten aufgestützt lassen und die Hebelkraft nutzen, um sich gegen ihn zu pressen. Die Frau sollte eher den oberen Schulterbereich als den Hals umfassen, während sie sich vor und zurück bewegt.

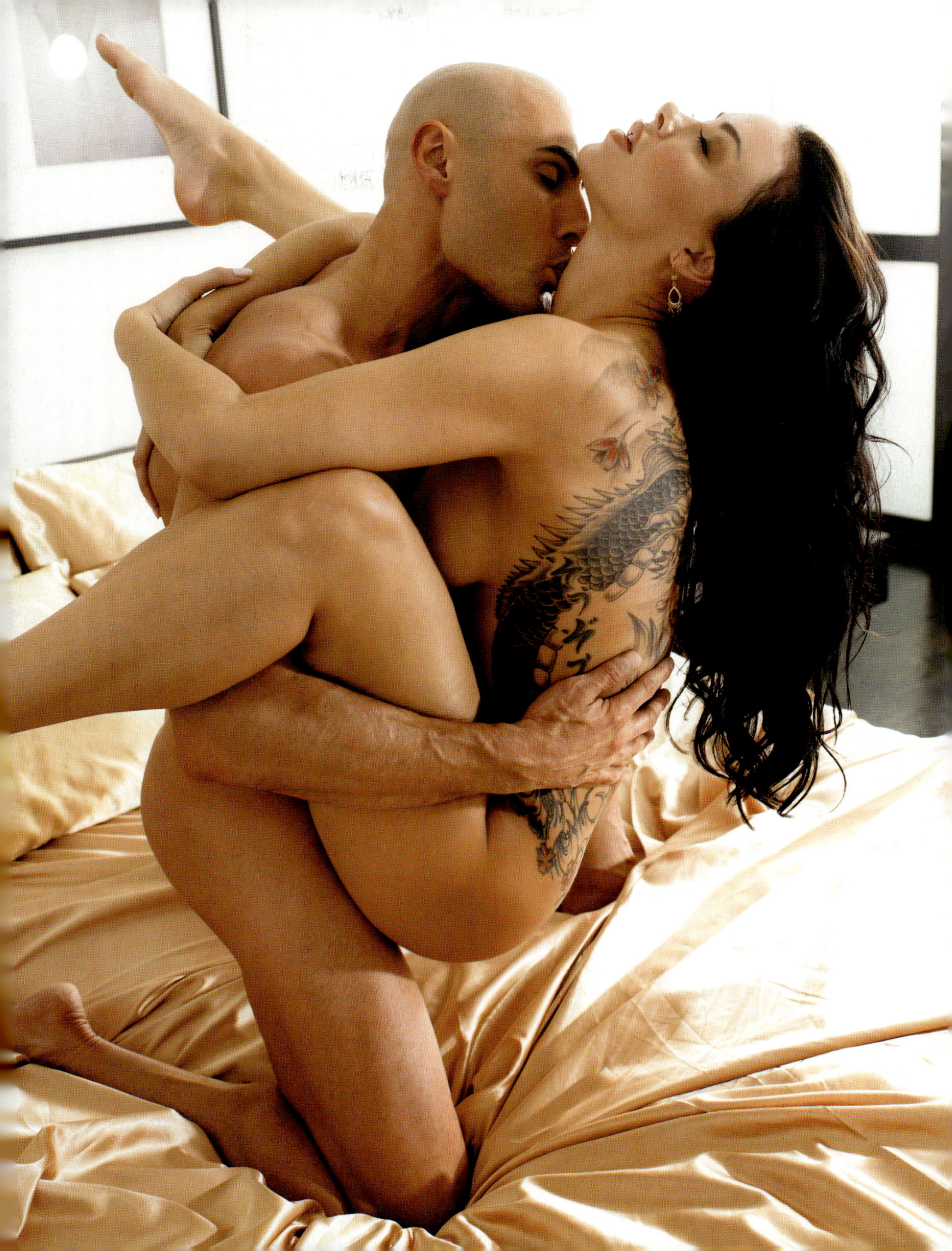

44 SCHWIMMENDE FISCHE

{ Innere Stärke für das höchste Vergnügen }

HÄLT DER MANN bei dieser Position, bei der er von hinten eindringt, die Beine der Frau in der Luft, dann scheint sie mit den Fischen zu schwimmen. Diese athletische Stellung verlangt von beiden Kraft im Oberkörper und sie brauchen ein gepolstertes Möbelstück (Couch, Stuhl, Bett), auf dem die Frau die Unterarme aufstützen kann, besonders wenn die Leidenschaft wächst und die Stöße heftiger werden.

① Die Frau stützt sich auf das Möbel und blickt den Partner über die Schulter einladend an. Er streichelt und liebkost sie von hinten, lässt sich dann auf ein Knie nieder und stellt das andere Bein abgewinkelt auf. Sie schmiegt sich rückwärts an ihn, hebt ein Bein an, sodass sie ihre Yoni an seinem Schenkel reiben kann. Dann balanciert sie sich auf seinem Bein aus.

② Der Mann umfasst ihre Taille, um ihr Halt zu geben. Die Frau lehnt sich vor und verlagert ihr Gewicht auf ihre Arme, die auf dem Möbel ruhen. Zugleich kann sie dem Mann ihr Becken entgegenstrecken und ihn einladen, in sie einzudringen. Der Mann richtet sich langsam auf und lässt die Hände von der Taille zu ihren Schenkeln gleiten, die er fest packt, um ihre Beine hochzuheben. Sie hält sie anfangs in V-Form gerade gestreckt, um ihm das Eindringen zu ermöglichen.

③ Während beide ihren Rhythmus finden, winkelt sie die Beine an und überkreuzt, wenn sie kann, die Füße hinter seinem Gesäß. Das intensiviert die Stimulation, denn ihre Yoni schließt sich so eng um seinen Vajra und verleiht der Frau zudem einen besseren Halt. Je enger sie ihre Beine um ihn schließt, desto tiefer die Penetration. Achtung: Das Kreuz der Frau sollte nicht zu stark durchgedrückt sein. Probieren Sie aus, welche Höhe am angenehmsten ist. Wenn Sie Ihre Unterleibsmuskeln einsetzen, schützen Sie ihr Kreuz zusätzlich.

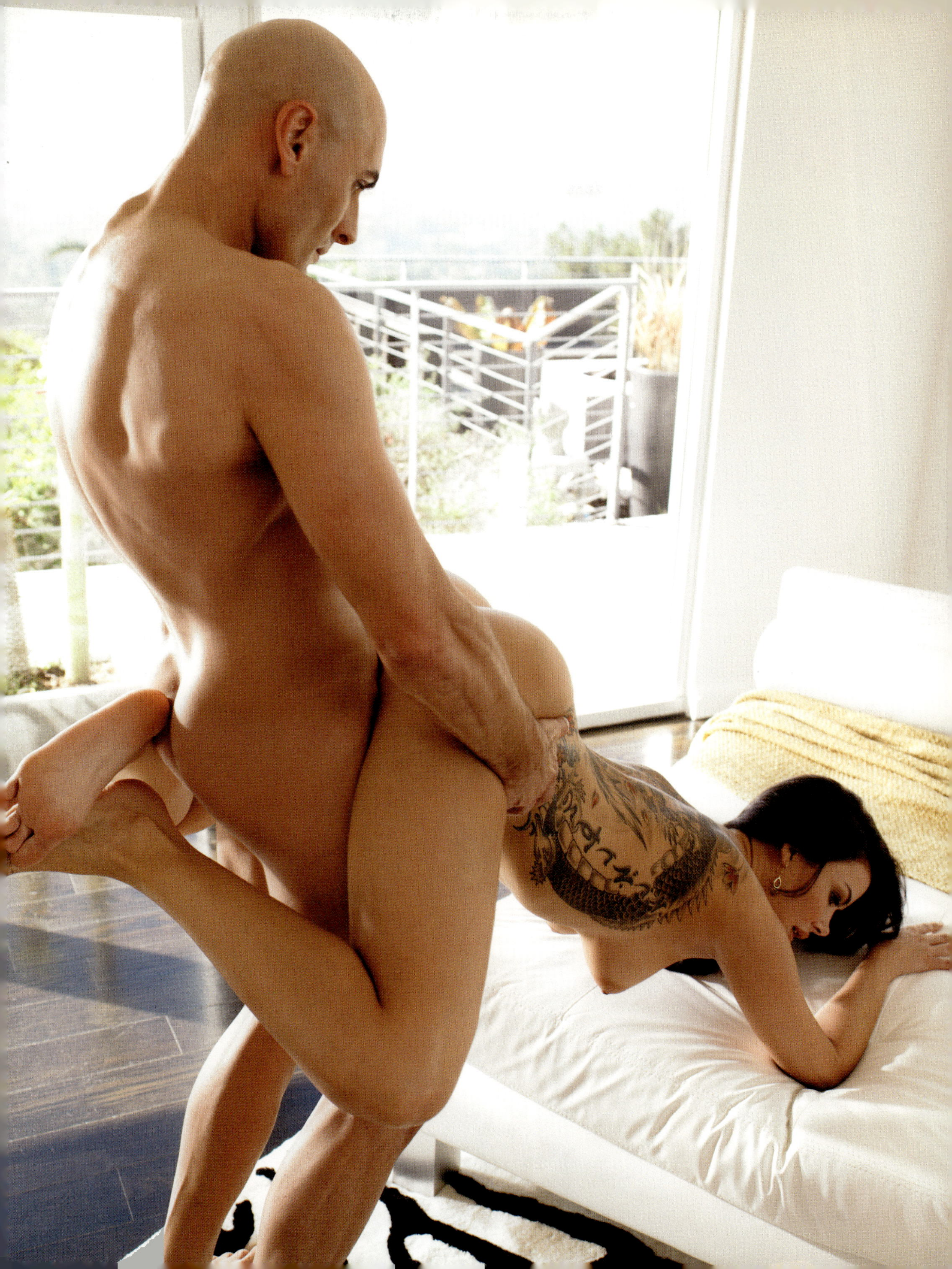

45 DAS RAD

[Die Brücke ins „Ja"]

SIE WERDEN DIESE ANSPRUCHSVOLLE, optisch provozierende und physisch erregende Stellung vielleicht nicht lange durchhalten können. Die vollständige Rückenbeugung öffnet die vordere Körperseite der Frau und bietet dem Mann eine einzigartige Möglichkeit der Penetration. Da der Kopf der Frau nach unten hängt, fließt ihr Blut in den Kopf, was ihren Orgasmus verstärken kann. Die Position sollte nur eingenommen werden, wenn die Frau geübt darin ist, eine Brücke zu machen, denn sie erfordert große Gelenkigkeit und viel Kraft in den Armen.

① Die Frau liegt zunächst mit angezogenen Knien auf dem Rücken. Die Füße, hüftbreit auseinander gerade aufgesetzt, befinden sich nahe beim Gesäß. Die Hände liegen beiderseits des Kopfes, die Finger zeigen zu den Schultern. Dann presst sie beim Einatmen zugleich Hände und Füße fest gegen den Boden und hebt den gesamten Rücken an, bis nur noch die oberste Schulterpartie und der Kopf den Boden berühren. Der Partner kann sie nun oral oder mit den Händen stimulieren und den Anblick ihrer erblühenden Blume genießen.

② Wenn sie bereit ist, hebt sie sich mit der Kraft ihrer Arme ganz in die Position der Brücke, die hier „Rad" genannt wird. Er kann ihr helfen, indem er ihre Hüften umfasst und sie anhebt. Je nach Größe der Partner kniet oder steht er beziehungsweise steigt auf Kissen, um die richtige Höhe zum Eindringen zu erreichen. Er hält sie mit festem Griff, damit sie die Stellung beibehalten und er tiefer eindringen kann. Alternativ kann er ihre Beine vom Boden heben.

③ Ermüden ihre Arme, kann sie ihren Körper leicht absenken und den Kopf auf ein Kissen stützen. Doch die Hauptlast muss auf den Armen bleiben, damit nicht zu viel Gewicht auf dem Kopf ruht, was die Nackenmuskeln überanstrengen würde.

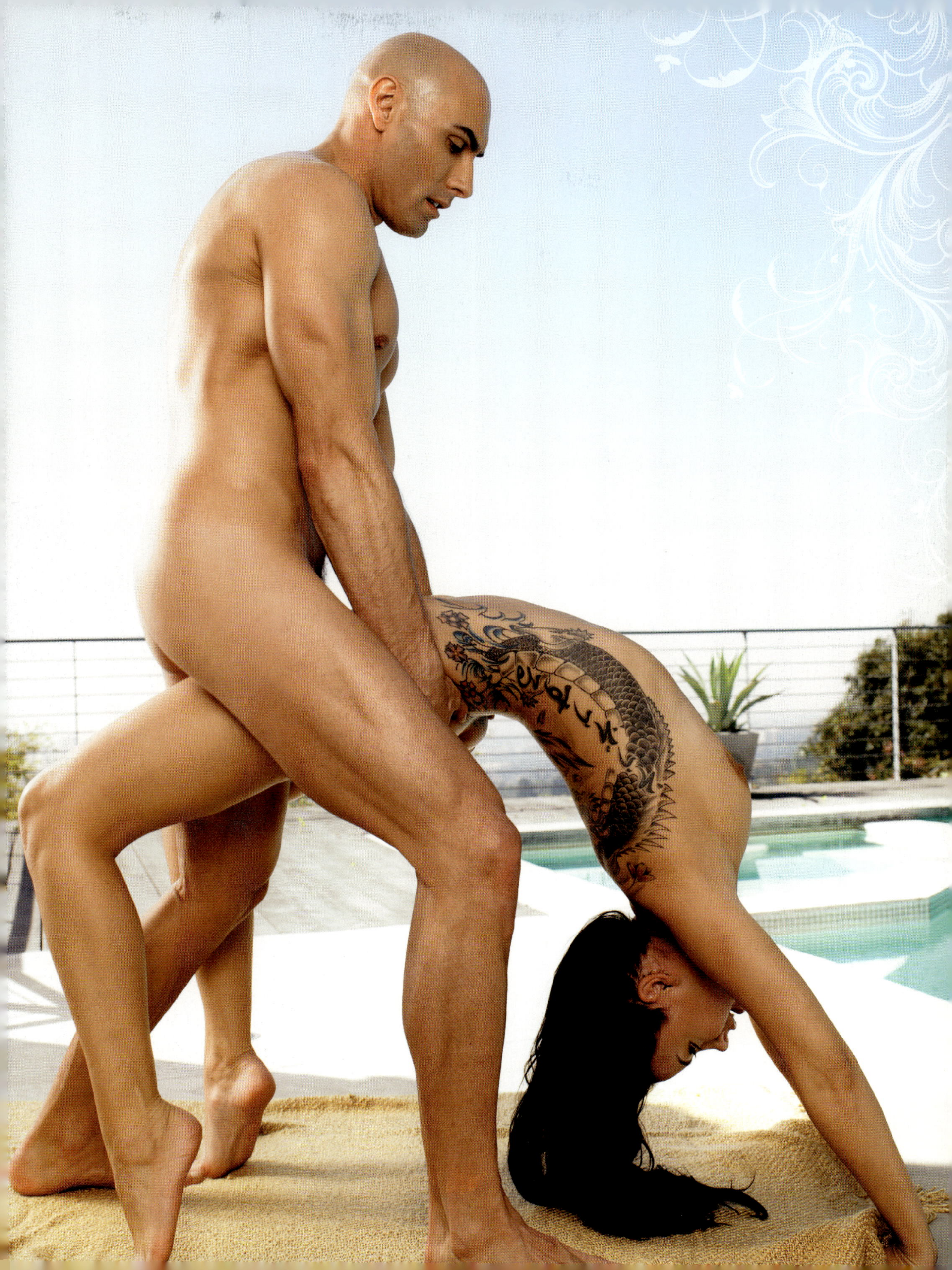

46 DER JÄGER

[Zur Beute der Ekstase werden]

DIESE STELLUNG GEWÄHRT DEM MANN Zugang zu seinem inneren Krieger, der die Frau in leidenschaftlicher Umarmung einfängt. Gelingt ihm das mit Selbstsicherheit, kann sich ihm die Frau ganz und gar hingeben. Viele Frauen sehnen sich danach, von der Macht der heiligen Männlichkeit und von seinem „Pfeil" überwältigt zu werden. Dem Jäger mag es gelingen, sie niederzureißen, doch die Stellung ist am aufregendsten, wenn die Frau die Kontrolle übernimmt und beide mithilfe ihrer Liebespumpe stimuliert (siehe Seite 69).

① Der Mann kniet auf einem festen, aber gepolsterten Untergrund auf dem rechten Knie und stellt das linke Bein abgewinkelt auf den flachen Fuß. Er fasst die stehende Frau, die ihm das Gesicht zuwendet, mit beiden Händen um die Taille. Sie legt ihre Hände auf seine Schultern und den rechten Fuß auf seine Hüfte. Das Standbein hält sie gestreckt.

② Wenn die Frau bereit ist, lässt sie sich langsam auf seinem linken Bein nieder, wobei ihr rechter Fuß von seiner Hüfte zu seinem Rücken gleitet, wo sie ihn nutzt, um sich näher an ihn heranzuziehen. Ihr linker Arm umfasst seinen Nacken. So halten und liebkosen sie sich und spüren ihre aneinandergepressten Genitalien.

③ Während die Leidenschaft wächst, umfasst er ihre Mitte mit den Armen und drückt sie nach hinten, sodass sie ohne ihn keinen Halt hätte. In diesem verletzlichen Moment dringt er in sie ein. Mit seiner Unterleibsmuskulatur und der Kraft der Arme kann er sie halten, ohne seinen Rücken zu überanstrengen. Sie hilft ihm, indem sie mit der Kraft ihres Oberkörpers nach unten auf seine Schultern drückt, ohne seinen Nacken zu belasten.

④ Ihr rechtes Bein presst die Frau fest an seinen Körper, das linke winkelt sie an und fasst ihren Fuß mit der linken Hand, wodurch sie in eine etwas aufrechtere Haltung kommt. Während sie die Muskeln ihrer Yoni spielen lässt und damit seinen Vajra drückt, macht sie ein Hohlkreuz und lässt den Kopf in erotischer Unterwerfung nach hinten fallen.

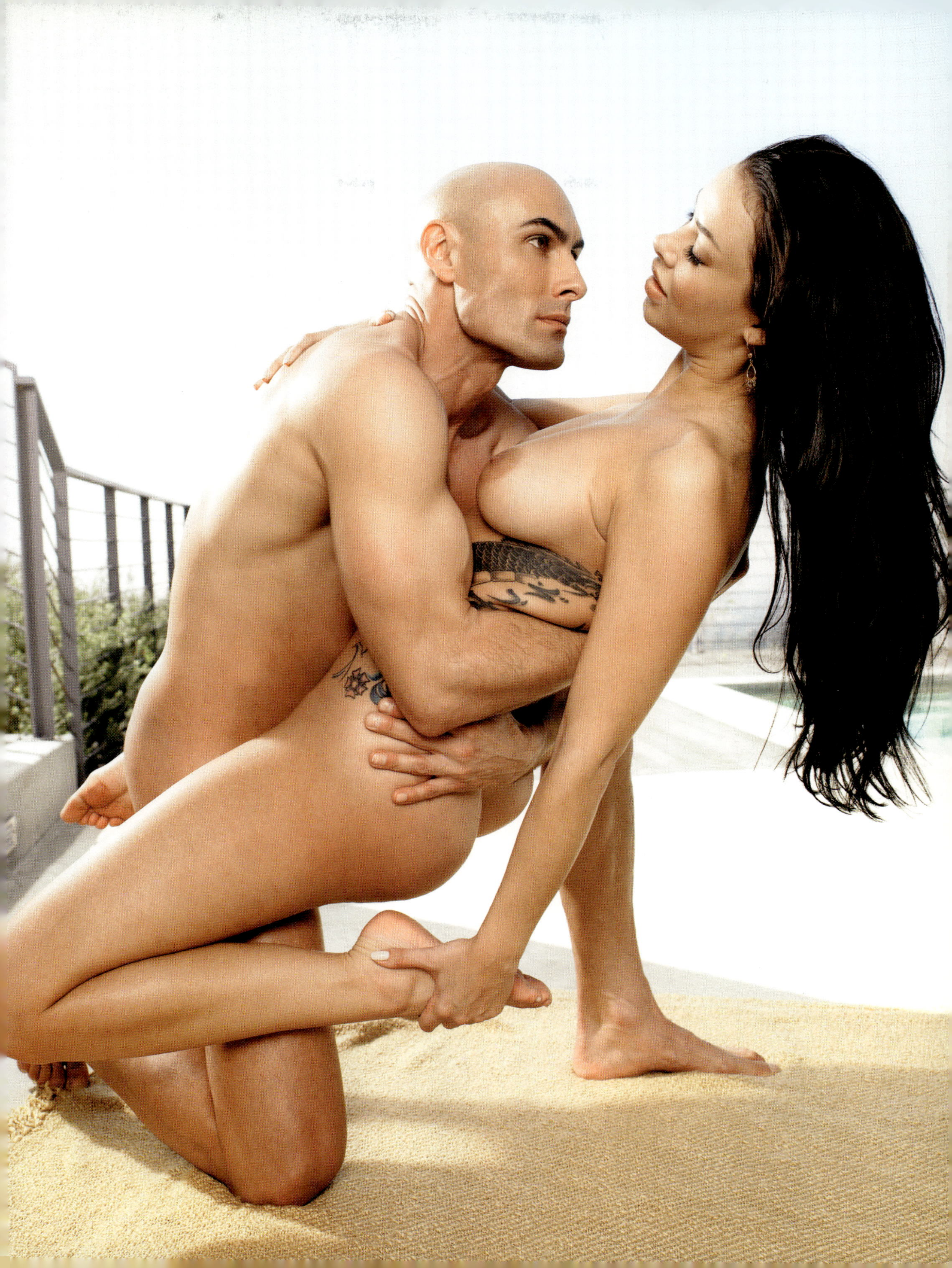

47 DIE SCHLANGE

{ Hingabe an die Kopfüber-Verführung }

FÜR DIESE KAMASUTRA-STELLUNG, die zu den schwierigsten gehört, braucht die Frau einen starken Oberkörper und einen beweglichen Rücken. Der Mann muss sich ganz sicher sein, dass er die Kraft hat, sie bei dieser Stellung zu halten. Obwohl die Position wenig Bewegungsfreiheit erlaubt und die Penetration flach ist, kann ihre reine Athletik, die Grazie und Gleichgewicht verlangt, befreiend wirken.

① Zu Beginn steht die Frau mit dem Rücken zu ihm. Sie atmet ein, hebt die Arme und nimmt die Hände über dem Kopf zusammen. Während sie ausatmet, beugt sie sich vor und legt die Handflächen flach auf den Boden. Der dicht hinter ihr stehende Mann liebkost und streichelt Hüften, Rücken und Gesäß.

② Der Mann achtet darauf, dass er einen absolut festen Stand hat, und beugt leicht die Knie. Die Frau hebt das rechte Bein mit angewinkeltem Knie und presst ihren Fuß in seine rechte Achselhöhle. Hat sie das Gleichgewicht gefunden, hebt sie auch das linke Bein und befindet sich damit quasi im Handstand. Während sie den Rücken durchdrückt, um sich für ihn zu öffnen, presst sie ihre Fußrücken gegen seine Schultern. Der Mann hält sie mit festem Griff an den Schenkeln und dringt ein.

③ Abschließend senkt der Mann sie auf ein fest gepolstertes Kissen ab, während sie die Arme beugt, um sich auf die Ellenbogen zu stützen. Sie dreht den Kopf und ruht mit Wange und Schulter auf dem Polster. Ihr Gewicht stützt sie weiterhin mit den Armen ab. Sie kann auch den Fußknöchel des Mannes umfassen, der ihrer Hand am nächsten ist, und diesen Griff als Hebel nutzen, um ihre Yoni fester an ihn zu pressen. Da ihre Wirbelsäule in dieser Lage verletzt werden kann, muss der Mann sicher sein, dass er seine Partnerin halten kann, ohne zu viel Druck auf ihren Nacken auszuüben. Für ein heftigeres Liebesspiel oder um eine Pause einzulegen, kann man zu Stufe 2 der Stellung zurückkehren.

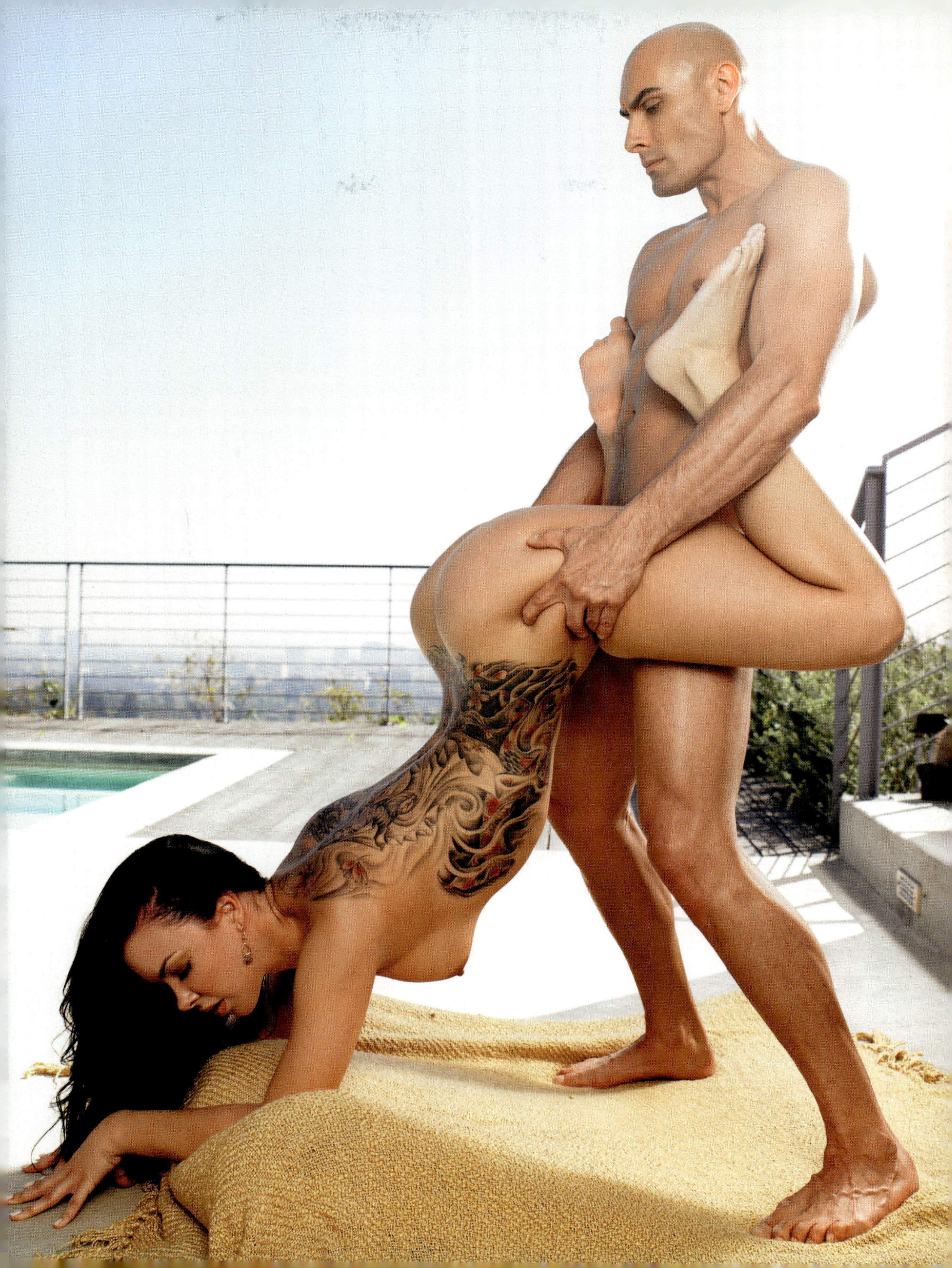

48

DIE ROTIE-RENDE SPITZE

Bauch an Rücken und Betteln um mehr

VATSYAYANA EMPFIEHLT diese klassische Stellung der sexuell energiereichen Frau, deren Partner müde ist oder eine schwache Libido hat. Doch muss er keiner dieser beiden Kategorien angehören, um Spaß an dieser Position zu haben, die ihm eine anregende Sicht auf seine Partnerin gewährt. Sie hat zusätzlich den Vorteil, dass er die Frau auch anal stimulieren oder ihr Gesäß massieren kann. Idealerweise wählt man eine Bank oder die Bettkante als Unterlage, sodass die Frau zum Höhepunkt hin rittlings auf dem Mann sitzen und sich mit den Füßen am Boden abstützen kann.

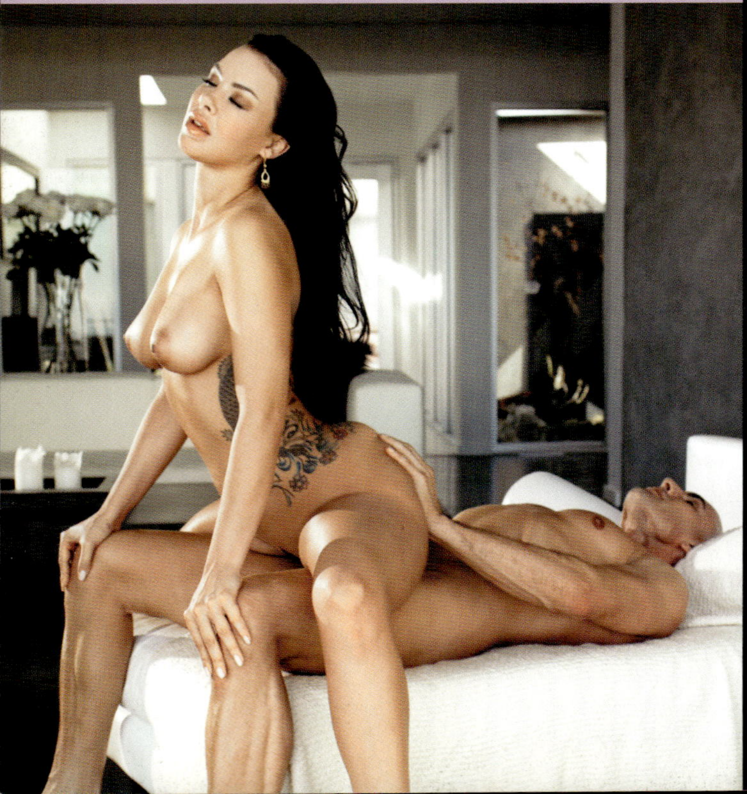

① Der Mann liegt, gestützt von bequemen Kissen, auf dem Rücken, die leicht angewinkelten Knie geöffnet. Die Frau setzt sich – ihm zugewandt – rittlings auf seinen Vajra, die Füße unter seine Schenkel geklemmt. Mit den flachen Händen, die sie hinter sich auf die Bank legt, stützt sie sich ab, um den Rücken durchdrücken und den Kopf weit in den Nacken legen zu können. Der Mann kann ihre Hüften halten, während sie Herz und Yoni für ihn öffnet.

② Dann streckt die Frau die Beine, sodass ihre Füße neben seinem Kopf liegen. Anschließend hebt sie ein Bein über seinen Kopf, das sie neben dem anderen ablegt. Nun dreht sie sich vorsichtig um, wobei sie darauf achtet, auf ihm sitzen zu bleiben und seinen Vajra nicht zu verdrehen. Ihr Rücken ist jetzt dem Mann zugewendet, ihre Beine liegen parallel zwischen seinen.

③ Sind sie nahe der Kante von Bett oder Bank, können beide die Beine absenken und die Füße auf den Boden stellen, wobei sie die Beine weit spreizt; seine Beine befinden sich zwischen ihren. Ist der Mann in Yoga geübt und hat einen kräftigen Rücken, kann er die Hüften hochstemmen, was den Penetrationswinkel verändert. Wenn nicht, kann sie sich mit den Beinen am Boden abstützen und hat so volle Bewegungsfreiheit in alle Richtungen. Alternativ legt sie die angewinkelten Beine neben seinen Körper, statt sie auf den Boden zu stellen.

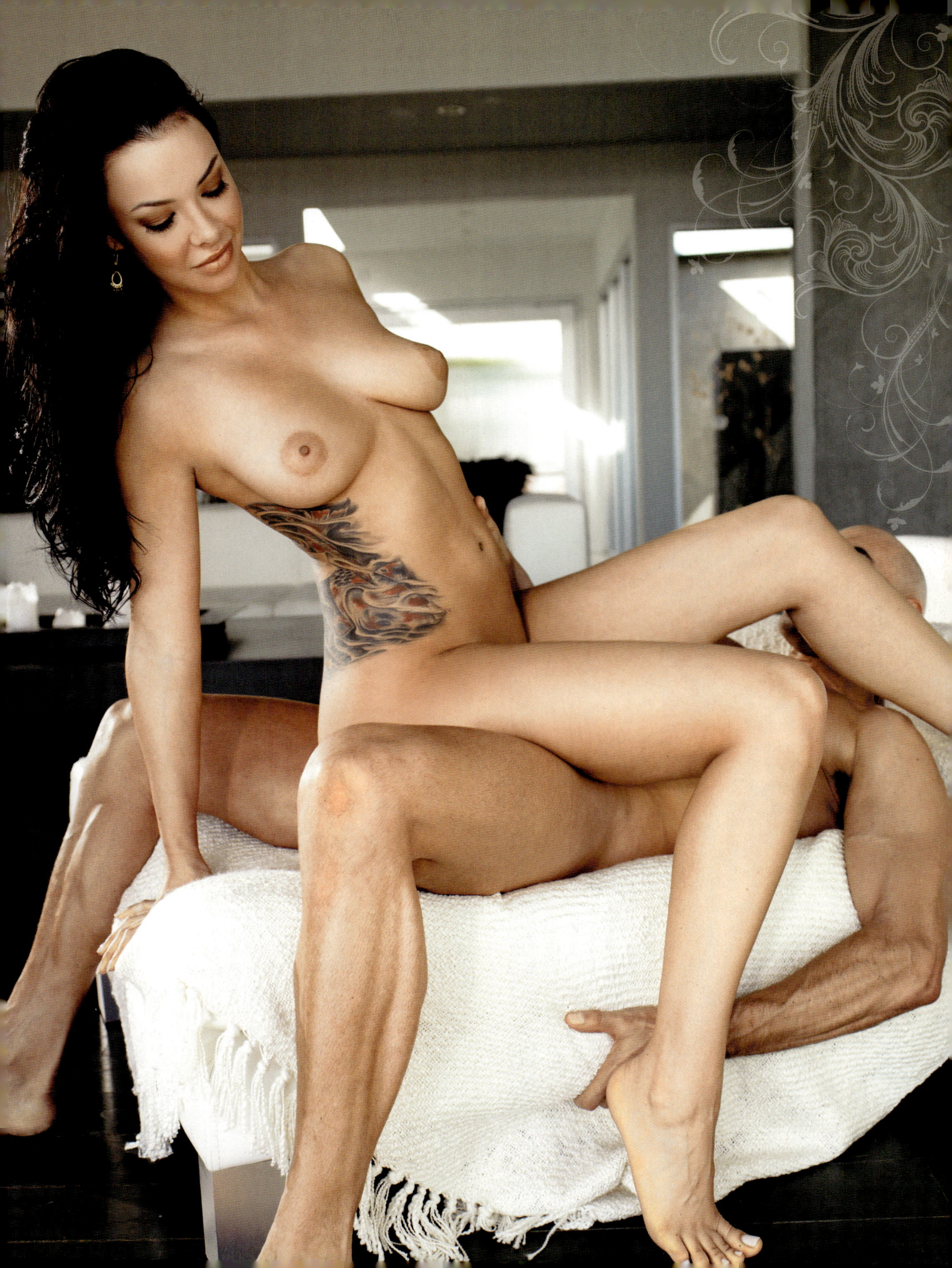

49 SICH WINDENDE RANKEN

Zusammen verflochten in den Tiefen der Lust

BEI DIESER POSITION umschlingen sich die Partner wie die Ranken des Weinstocks. Beide sollten sich unbedingt vertrauen, da die Frau sich in eine hängende Rückenlage begibt, in der er sie halten muss. Dazu braucht sie einen kräftigen, beweglichen Rücken und der Mann muss sich seiner Kraft gewiss sein. Obwohl die Stellung vielleicht nur kurz beibehalten werden kann, hat sie große Vorzüge. Die Rückenbeuge öffnet die oberen Chakras der Frau und lässt Energie in ihren Kopf schießen. Der Mann kann sich tief in sie versenken und sehen, wie sie sich vor ihm entfaltet. Er muss in seine heilige Männlichkeit eintreten, um die Kraft zu gewinnen, sie in dieser ausgelieferten, ganz hingegebenen Position halten und beschützen zu können.

① Der Mann sitzt mit leicht geöffneten Beinen auf der Kante eines hohen Stuhls. Die Frau sitzt, das Gesicht ihm zugewandt, rittlings auf seinem Schoß, die Füße zu beiden Seiten flach auf dem Boden. Seine Hände liegen unter ihrem Gesäß, um sie zu stützen. So können sich beide leidenschaftlich küssen, berühren und durch den Blick in die Seele die sexuellen Energien fließen lassen. Wenn sie bereit ist, dringt er in sie ein. Auf diese Weise können die Partner eine Weile genießen und sexuelle Energie aufbauen.

② Dann beugt sie sich nach hinten und hebt langsam beide Beine an, während sie, um das Gleichgewicht zu halten, seine Arme umfasst. Er unterstützt sie, indem er sie sicher an der Hüfte hält. Der Penetrationswinkel kann sich in diesem Moment so gut anfühlen, dass beide eine Weile verharren möchten, ehe sie sich völlig zurückbeugt.

③ Schließlich senkt die Frau den Oberkörper langsam ab und verschränkt die Füße hinter dem Rücken des Mannes. (Er muss hoch genug sitzen, damit ihr Kopf nicht den Boden berührt, wenn sie sich vollständig hintenüberbeugt.) Um seinen Rücken zu schützen, sollte er ihn möglichst gerade halten und die Frau mit der Kraft seiner Arme und Schenkel stützen. Sie hält sich mit den Händen an seinen Schenkeln und mit den Füßen an seinem Rücken fest, während er sacht in sie stößt und so beide sich der orgasmischen Einheit entgegenranken.

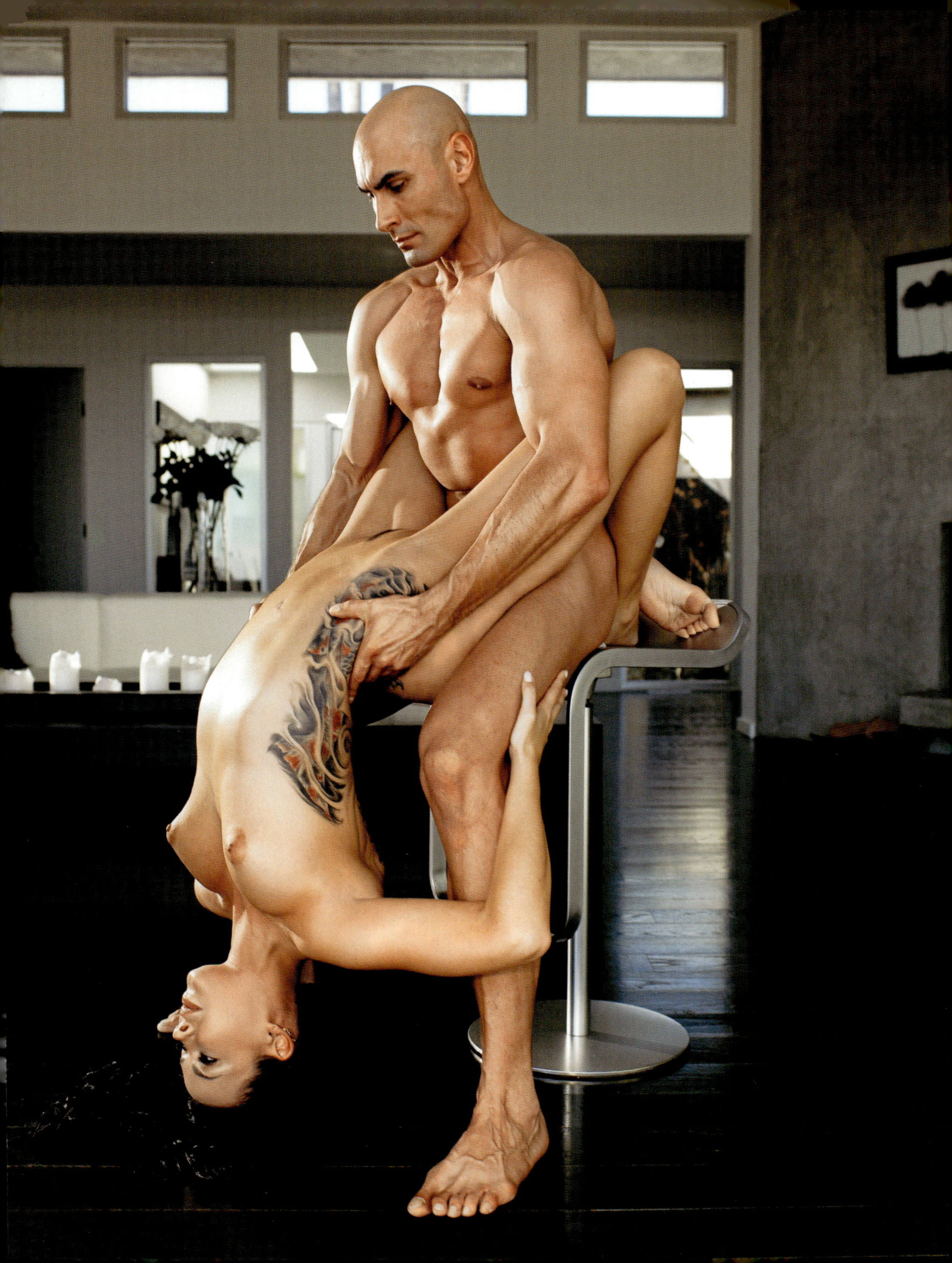

50 DIE KASKADE

Ein stehender Wasserfall der durchdringenden sexuellen Energie

BEI DIESER ELEGANTEN STELLUNG ergibt sich die Frau vertrauensvoll dem Mann, der sie mit seiner Virilität erfüllt, wie Wasser in einer Kaskade über einen Felshang strömt, um sich im Tal in einen Fluss zu ergießen. Sie verlangt von beiden Partnern viel Kraft und Gelenkigkeit. Die Frau sollte Kopf- und Handstand mühelos beherrschen, der Mann muss sich sicher sein, dass er beiden mit der Kraft seines Oberkörpers und seiner Beinmuskeln Halt bieten kann. Diese schwierige Stellung erfordert Übung, belohnt aber durch starke sexuelle Energie sowie das Anfachen der Polarität zwischen dem Männlichen und dem Weiblichen. Da viel Teamwork und Kommunikation nötig sind, kann es eine heilende Stellung für Paare sein, die nach einem Konflikt oder einer längeren Trennung zusammenkommen.

① Zu Beginn stehen sich die Partner von Angesicht zu Angesicht gegenüber. Der Mann lässt sich auf ein Knie nieder und bietet das andere der Frau als Sitz an. Sie nimmt darauf rittlings Platz, schlingt die Arme um seinen Hals und stützt ihr Gewicht mit den Füßen ab.

② Der Mann umfängt sie fest mit seinen Armen und kommt langsam zum aufrechten Stand, während sie ihre Beine um seine Hüften legt. Indem er leicht in die Knie geht und ihr Gewicht mit seinen Schenkeln hält, ohne seinen Rücken zu überanstrengen, beugt sich der Mann leicht vor und hebt sie auf seinen erigierten Vajra. Die Bewegungsfreiheit in dieser Position ist zwar eingeschränkt, doch kommt es zu einer starken sexuellen Aufladung zwischen den Partnern. Halten Sie Augenkontakt und atmen Sie gemeinsam im Rhythmus, um den Kreis der Energie zwischen sich zu schließen.

③ Schließlich senkt der Mann den Oberkörper der Frau vorsichtig nach hinten ab, bis sie auf ihren ausgestreckten Armen zum Handstand kommt und sich so gut wie möglich selbst abstützen kann. Zudem hält sie sich weiterhin mit den um seine Hüften geschlungenen Beinen fest. Er benutzt seinen Griff um ihre Hüften, um sie mit seinem heiligen Wasser zu füllen. Da alle Energie zum Kronen-Chakra ihres Kopfes fließt, kann die Frau ihren Orgasmus im ganzen Körper spüren, egal ob sie ihn in dieser Haltung genießt oder später.

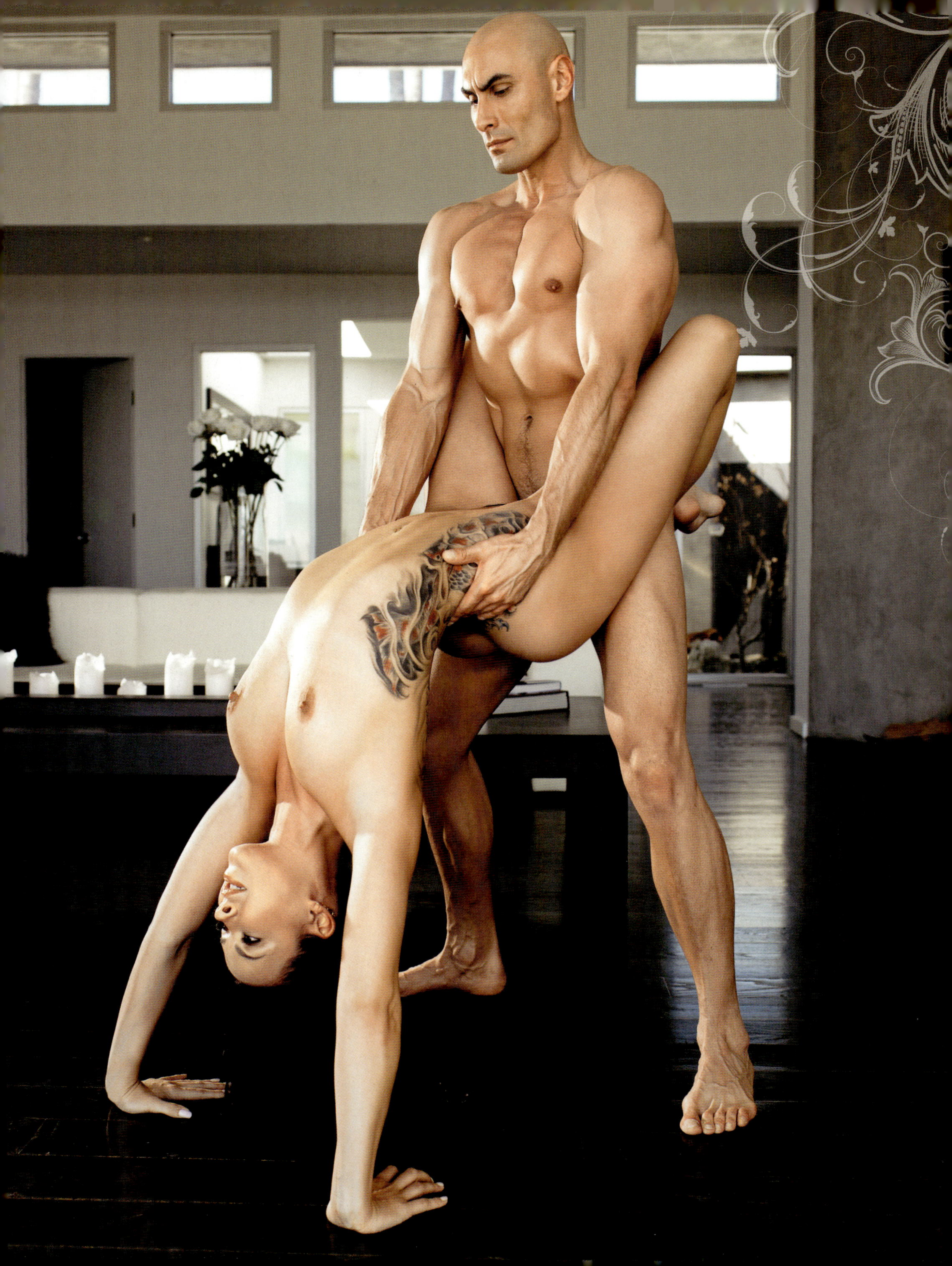

51
52

ANALE FREUDEN

{ Für ihn und für sie }

AUFGESCHLOSSEN, WIE VATSYAYANA WAR, erwähnt er im Kamasutra auch das Thema Analsex, den er als „untere Zusammenkunft" bezeichnet, gibt jedoch keine nähere Anleitung zu dieser Spielart. Dabei kann sie – obwohl lange tabu – extrem erotisch (und sogar orgasmisch) sowohl für Männer als auch für Frauen sein. Tatsächlich befinden sich im Anus unzählige Nervenenden. Die Erforschung dieses Teils Ihres Körpers kann Ihnen und Ihrem Partner daher eine völlig neue Welt sinnlicher Freuden eröffnen. Sie kann dazu beitragen, Stress abzubauen, zu heilen und zu entspannen.

Es gibt viele Wege, wie Sie den Anus in Ihr Liebesspiel einbeziehen können, und Analsex ist nur einer davon. Viele Männer und Frauen genießen es, dort berührt zu werden oder einen Finger beziehungsweise ein kleines Sexspielzeug einzuführen – und beide profitieren davon, also wechseln Sie zwischen Geben und Empfangen ab. Für maximale Lust sollten Sie jedoch drei Schlüsselfaktoren beachten: Kommunikation, Entspannung und Gleitmittel.

Der erste Schritt auf dem Weg zu analen Freuden – ob nun als Gebender oder Empfangender – ist die Kommunikation mit Ihrem Partner: Sprechen Sie mit ihm über Ihre Wünsche und Bedenken. Viele meinen, dass Analsex wehtut. Doch das ist ein gefährlicher Mythos und schlicht falsch. Richtig praktiziert verursachen Analspiele keine Schmerzen, sondern Lust. Besonders wenn Sie der Empfangende sind, ist es wichtig, dass Sie völlig offen miteinander über Ihre Bedürfnisse und das, was Sie fühlen, reden. Sind Sie der Gebende, fragen Sie öfter nach, ob alles in Ordnung ist, und stoppen Sie sofort, wenn Ihr Partner Sie darum bittet.

Entspannung ist der zweite wichtige Punkt. Im Anus befinden sich zwei ringförmige Muskeln, der innere und der äußere Schließmuskel, die unabhängig voneinander funktionieren. Den äußeren Schließmuskel können wir willentlich entspannen, den inneren jedoch nicht. Er wird vom autonomen Nervensystem gesteuert, das heißt, er zieht sich bei Angst und Stress automatisch zusammen, egal wie sehr Sie auch versuchen, sich zu entspannen. Hier hilft nur tiefes Atmen, Geduld und offene Kommunikation – sowie ein wenig Training: Führen Sie, während Sie duschen, regelmäßig einen Ihrer Finger ein. So „lernt" der innere Schließmuskel, dass es in Ordnung ist, sich zu entspannen. Auch eine Vereinbarung mit dem Partner, die erste Zeit auf eine Penetration zu verzichten, kann bei der Erweckung dieser erogenen Zone helfen.

Der dritte Punkt schließlich ist Gleitmittel: Obwohl der Anus eine kleine Menge Schleim produziert, sorgt dieser nicht für ausreichend Feuchtigkeit, sodass Sie immer eine großzügige Menge Gleitmittel

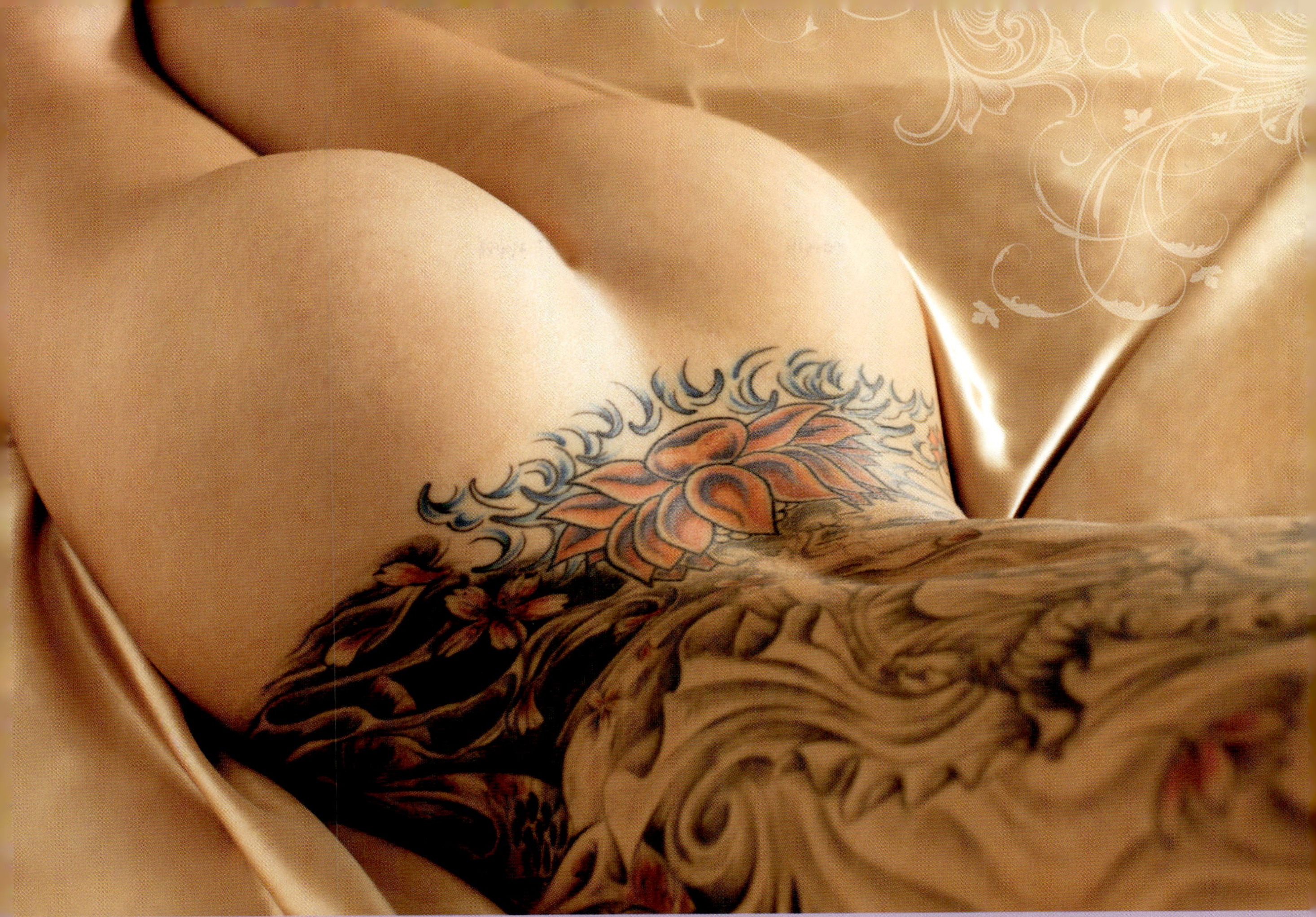

verwenden und häufiger für „Nachschub“ sorgen sollten. Am besten eignen sich dickflüssige Gels.

Was ebenfalls viele abschreckt, ist der „Schmutzfaktor“. Doch wenn Sie ein paar Vorsichtsmaßnahmen treffen, sind Analspiele vollkommen sauber und sicher. Zwar dient der Mastdarm als Durchgang für Fäkalien, aber sie werden hier nur unmittelbar vor dem Stuhlgang zwischengespeichert. Achten Sie also darauf, den Darm vorher zu entleeren, und waschen Sie sich gründlich (eine Darmspülung ist nicht notwendig).

Trotzdem kann eine kleine Menge Kot im Rektum verbleiben. Wechseln Sie daher nie zwischen Anal- und Vaginalverkehr, ohne „das Werkzeug“ vorher gründlich zu säubern (egal ob Finger, Vajra oder Sexspielzeug). Eine einfache Lösung dafür ist, ein Kondom, einen Latexhandschuh oder einen Latexfingerling (ein kleines „Kondom“ für den Finger; in Apotheken erhältlich) zu verwenden. Sie lassen sich leicht wechseln und entsorgen. Viele Menschen mögen es auch, wenn ihr Anus mit der Zunge verwöhnt wird („Rimming“). Haben Sie hier aus hygienischen Gründen Vorbehalte, können Sie ein Produkt namens Kofferdam, ein aufgeschnittenes Kondom oder sogar ein Stück Frischhaltefolie verwenden. Tragen Sie jedoch auf der Seite des Empfangenden ein wenig Gleitgel auf.

Sie empfängt

Beginnen Sie damit, Ihre Partnerin in einen Zustand gesteigerter Erregung zu versetzen, indem Sie sie streicheln und liebkosen. Oral- oder Vaginalsex vor dem Analverkehr erhöht bei vielen Frauen zudem die Aufnahmebereitschaft und hilft ihnen, sich zu lockern und zu öffnen. Der erste Schritt ist, mit einem gut eingecremten Finger (oder der Zunge) sanften Druck auf ihre „Rosette" (der tantrische Begriff für Anus) auszuüben, ohne diesen zu bewegen. Am besten wird sich Ihre Partnerin entspannen, wenn sie sicher sein kann, dass Sie nicht zu schnell oder gar ohne ihr Einverständnis in sie eindringen. Versprechen Sie ihr daher, dass Sie behutsam vorgehen und sofort auf eventuelle Missfallensäußerungen reagieren werden. Wenn Sie spüren, dass Ihre Partnerin gelöst ist, lassen Sie Ihren Finger langsam um die Rosette kreisen, ohne sie zu penetrieren. Erst wenn Ihnen Ihre Partnerin die Erlaubnis gibt, in sie einzudringen, schieben Sie Ihren Finger langsam wenige Zentimeter weit hinein. Denken Sie jedoch daran, auch den Rest des Körpers zu stimulieren. Das hilft Ihrer Partnerin, sich weiter zu entspannen und zu öffnen.

Ist das Gefühl für Ihre Partnerin angenehm, können Sie den ganzen Finger oder auch zwei benutzen beziehungsweise einen kleinen Dildo oder ein speziell geformtes Anal-Sexspielzeug. Sind Sie beide schließlich bereit, einen Versuch in Sachen Analverkehr zu wagen, vergessen Sie nicht, ausreichend Gleitmittel zu verwenden. Und seien Sie sich bewusst, dass der Anusmuskel sich trotz aller Entspannung und Erregung unwillkürlich zusammenziehen kann, was wahrscheinlich zu Schmerzen führen wird. Ist das der Fall, stellen Sie alle Aktivitäten ein, damit Ihre Partnerin tief durchatmen kann. Bis die Verkrampfung nachlässt, können allerdings einige Minuten vergehen. Schwächt sich währenddessen Ihre Erektion etwas ab, ist das ebenfalls hilfreich. Ein weicherer Vajra lässt sich leichter aufnehmen, sodass die Lust Ihrer Partnerin umso größer sein wird, wenn er wieder vollkommen steif ist. Sind die Schmerzen abgeklungen, beginnen Sie langsam wieder mit Ihren Stoßbewegungen beziehungsweise dringen erneut ein.

Jede Frau reagiert anders beim Analverkehr und selbst die gleiche Partnerin wird nicht immer gleich empfinden. Einige Frauen erleben eine starke Stimulation ihres G-Punktes und kommen sogar zum Orgasmus, da die Wand zwischen dem Anus und dem Vaginalkanal sehr dünn ist. Andere finden diese „verruchte" Art des Genonmmenwerdens extrem erregend, kommen dabei aber nicht zum Höhepunkt. Und wieder andere schätzen das Gefühl der völligen Öffnung und Hingabe sowie das Gefühl des bis zum Überlaufen Gefülltwerdens.

Er empfängt

Während Frauen es mehr oder weniger gewohnt sind, jemanden oder etwas in sich aufzunehmen, bedeutet es für die meisten Männer eine völlig neue Erfahrung. Analverkehr ist ein kraftvoller Weg, neue Kanäle sexueller Energie in einem Mann zu öffnen und die Wonnen des Genommenwerdens mit ihm zu teilen. Dass ein Mann Lust dabei empfindet, heißt nicht, dass er schwul ist. Vielmehr bedeutet es, dass er ein gesunder, sexuell offener Mann ist, der die Freuden seines Körpers genießt.

Beginnen Sie damit, ihn zu streicheln und seinen Vajra zu stimulieren. Wenn Sie möchten, verwöhnen Sie ihn mit dem Mund, bis Sie merken, dass Ihr Partner sich entspannt. Dann gehen Sie dazu über, seine Rosette in Ihr Spiel mit einzubeziehen. Üben Sie mit Ihrem Finger, einem entsprechenden Sexspielzeug oder Ihrer Zunge zunächst einfach nur einen sanften Druck aus. Das wird Ihrem Partner helfen, sich an Ihre Präsenz „da unten" und an das neue Gefühl zu gewöhnen. Wenn Sie spüren, dass er nicht mehr verkrampft ist, gehen Sie zu kreisenden Bewegungen rund um den Anus über. Vermutlich wird Ihr anales Abenteuer die ersten Male nicht über dieses Stadium hinausgehen, aber es gibt auch keinen Grund dafür, die Dinge zu überstürzen.

Ist er offen und bereit, können Sie die Spitze Ihres Fingers einführen. Bewegen Sie ihn nicht, bis sich der Anusmuskel entspannt hat. Danach können Sie wieder zu kreisförmigen Bewegungen übergehen. Liegt Ihr Partner auf dem Rücken, können Sie auch ein wenig weiter eindringen und von innen gegen den Hodensack oder die Wurzel seines Vajra drücken – etwas, das die meisten Männer als sehr angenehm und stimulierend empfinden. Das ist zugleich Ihr Zugangspunkt zu seiner Prostata, die sich auf der anderen Seite der Darmwand befindet (in Richtung Bauchdecke, unterhalb der Harnblase). Sie ist auch bekannt als der männliche G-Punkt, dessen Erkundung Ihrem Partner bisher ungeahnte Lust bereiten kann.

Für abenteuerlustige Paare empfiehlt sich ein Harness oder ein Strap-On, an dem ein Dildo befestigt ist. Damit können Sie von hinten in Ihren Partner eindringen, während er über ein Sofa oder das Bett gebeugt ist. Diese Position ermöglicht Ihnen, ihn mit der Hand zu befriedigen, während er die intensive Stimulation seiner Prostata und der Wurzel seines Vajra genießt. Es könnte der beste Orgasmus seines Lebens werden …

Trotzdem ist hier eine Warnung angebracht: Es kann für eine Frau hoch erotisch sein, an sich hinabzuschauen und „ihren Penis" zu sehen (auch wenn er aus Plastik und lila ist). Genauso wie das Gefühl, damit zuzustoßen, ihr einen Orgasmus bescheren kann. Dennoch, meine Damen: Denken Sie daran, dass das Penetriertwerden für ihn eine neue Erfahrung darstellt. Gehen Sie es also langsam an, fragen Sie immer wieder nach und übertreiben Sie nicht.

DIE LEUCHTENDE GLUT

Lassen Sie Ihren Körper in der Wärme Ihrer Vereinigung „nachglühen". Bleiben Sie so lange wie möglich aneinandergekuschelt liegen. Denn auch wenn sich Ihre Körper bereits wieder vollkommen „komplett" anfühlen, sind Ihre Seelen noch einige Zeit miteinander verschlungen. Berühren Sie einander und atmen Sie tief, damit die Energie, die das Feuer Ihrer Leidenschaft freigesetzt hat, Ihre Zellen und Ihre Verbindung nähren kann. Machen Sie sich keine Gedanken ums Aufräumen – dazu ist später Zeit. Genießen Sie einfach den Moment und betrachten Sie Ihre Liebessäfte als ein Geschenk des Eros.

Und werden Sie sich der Schönheit leuchtender Glut bewusst … Schon der kleinste Windstoß kann sie wieder zum Auflodern bringen.

DANKSAGUNG

Mein Dank gilt dem großartigen Team von Rockport Publishing und Quiver Books, das mich einlud, dieses Buch zu schreiben und das dafür sorgte, dass es so schön wurde und die Welt mit so viel bereichernden Informationen zum Thema Sexualität versorgt.

Auch möchte ich mich bei meiner Familie und meinen Freunden bedanken, die mich ermutigt und unterstützt haben. Ich fühle mich gesegnet durch den liebenden Kreis, der mich umgibt. Mom und Dad, ich danke euch für eure Liebe und dafür, dass ihr an mich glaubt, dass ihr mir gezeigt habt, das Göttliche in der Natur zu erkennen, dass ihr mich lehrtet, meinen Gefühlen zu vertrauen, und mich nicht mit einer religiösen Erziehung belastet habt. Ich danke meiner klugen Tochter Zoe dafür, dass sie mein Herz mit ihrer Musik erfüllt und dafür, dass sie der hellste Stern an meinem Himmel ist. Ich danke Rick Schlussel, dass er zusammen mit mir Zoe zur Welt gebracht hat, für alles, was wir miteinander teilen, und dafür, dass er sich mit mir auf den Pfad des Tantra begeben hat. Mein Dank gilt ferner John Hunter, der mich bei der Veröffentlichung unterstützte, für seine gigantische Liebe und all seine Hilfestellung. Ganz besonderer Dank gebührt allen Shakti-Schwestern und Kursteilnehmern, die den Prozess des Erwachens gemeinsam erlebten und mich bei meiner Arbeit unterstützt haben, vor allem aber meinen guten Freundinnen Jennifer Crebbin, Mary Beauchamp und Diane Giuliani.

Ich danke Karin Tobiason für die Kameradschaft ihrer Schriftstellerseele, für ihre Freundschaft und ihre intuitiven Erkenntnisse. Ich danke Felicia Eth für ihre Führung und Helen Neff sowie dem Yoga-Studio Bikram Yoga in Grass Valley für die Disziplin, die Balance und den Fluss der Übungen – sie haben in unermesslicher Weise zu meinem Leben und zu diesem Buch beigetragen. Schließlich danke ich Kali Ma Troma Rinpoche dafür, dass sie so eine Inspiration ist und uns das MahaSiddha Dharma mit so viel Humor und Liebe nahebringt.